Chinmaya Chaudhary
Mansi Baviskar

Agentes remineralizadores não fluoretados

Chinmaya Chaudhary
Mansi Baviskar

Agentes remineralizadores não fluoretados

ScienciaScripts

Imprint

Any brand names and product names mentioned in this book are subject to trademark, brand or patent protection and are trademarks or registered trademarks of their respective holders. The use of brand names, product names, common names, trade names, product descriptions etc. even without a particular marking in this work is in no way to be construed to mean that such names may be regarded as unrestricted in respect of trademark and brand protection legislation and could thus be used by anyone.

Cover image: www.ingimage.com

This book is a translation from the original published under ISBN 978-620-7-80910-3.

Publisher:
Sciencia Scripts
is a trademark of
Dodo Books Indian Ocean Ltd. and OmniScriptum S.R.L publishing group

120 High Road, East Finchley, London, N2 9ED, United Kingdom
Str. Armeneasca 28/1, office 1, Chisinau MD-2012, Republic of Moldova, Europe
Printed at: see last page
ISBN: 978-620-7-76238-5

ÍNDICE

CAPÍTULO 1

CUIDADOS DENTÁRIOS

Os dentes humanos são constituídos por partes do corpo altamente mineralizadas, sendo a hidroxiapatite o seu principal componente. De acordo com a "teoria quimioparasitária" de Miller, a cárie é causada pelo ácido que dissolve a fase mineral dos molares; o ácido é gerado pelo metabolismo dos hidratos de carbono da dieta pelas bactérias orais. Esta hipótese enfatiza a ligação entre a cárie dentária e o conteúdo mineral dos dentes. Os ciclos de desmineralização e remineralização ocorrem constantemente nos tecidos duros dentários. Uma diminuição do pH do canal oral provoca uma desmineralização que, se persistir, resulta na perda de minerais da estrutura dentária e na cárie dentária. Se o pH aumentar e houver deposição de cálcio, fosfato e flúor, pode ocorrer a recuperação[1].

Shafer (1993) definiu a cárie dentária como uma doença microbiana irreversível dos tecidos calcificados dos dentes, caracterizada pela desmineralização da porção inorgânica e destruição da substância orgânica do dente, que frequentemente conduz à cavitação. A cárie dentária é uma condição microbiológica destrutiva e contagiosa que resulta na destruição dos tecidos calcificados. A cárie dentária envolve interacções entre a estrutura do dente, o biofilme microbiano formado na superfície do dente e os açúcares, bem como influências salivares e genéticas. O processo dinâmico da cárie consiste em períodos rapidamente alternados de desmineralização e remineralização do dente, que, se a desmineralização líquida ocorrer durante tempo suficiente, resulta no início de lesões de cárie específicas em determinados locais de predileção anatómica nos dentes. É importante equilibrar os factores patológicos e protectores que influenciam o início e a progressão da cárie dentária.[2]

1.1. EPIDEMIOLOGIA:

As cáries dos dentes permanentes foram, alegadamente, a doença oral mais comum, de acordo com o estudo Global Burden of Disease de 2017. A nível mundial, cerca de 2,4 mil milhões de pessoas sofrem de cáries nos dentes permanentes e 486 milhões de crianças sofrem de cáries nos dentes decíduos.[3] De acordo com o Inquérito Nacional de Saúde Oral 2002-2003, a prevalência de cáries na Índia é de 51,9%, 53,8% e 63,1% nas idades de 5, 12 e 15 anos, respetivamente. Em 2019 e 2022, a prevalência de cáries não tratadas de dentes decíduos em crianças de 1 a 9 anos é de 43,3%, enquanto a de dentes permanentes em crianças com mais de 5 anos é de 28,8%.[4] Revisão sistemática e meta-análise feita por Pandey P et al. em 2021 constatou que a prevalência geral de cárie dentária foi de 54,16%, enquanto a prevalência específica por idade foi de 62% em pacientes acima de 18 anos e 52% entre 3-18 anos de idade. A prevalência global máxima foi registada na dentição mista (58%). Em termos regionais, a prevalência foi maior na Índia ocidental (72%). A utilização de dentes cariados, perdidos e obturados como critério de diagnóstico de cáries na primeira infância foi de apenas 29%.[5]

1.2. PROCESSO DE CÁRIE:

O esmalte dentário é um tecido acelular altamente mineralizado no qual os cristais de fosfato de cálcio compreendem 99% do peso seco. Os cristais assemelham-se ao mineral hidroxiapatite, $Ca10 (PO4)6 (OH)2$, na medida em que os iões de cálcio, fosfato e hidroxilo estão dispostos num padrão repetitivo na estrutura da rede cristalina. As inclusões de carbonato, sódio, fluoreto e outros iões tornam-na uma forma impura do mineral. A apatite é comummente encontrada em tecidos duros biológicos, como o esmalte, a dentina, o cemento e o osso. Os cristais de apatite do esmalte são longos e finos, com cerca de 50 nm de largura na secção transversal e mais de 100um de comprimento no eixo c, e estão firmemente empacotados num arranjo repetitivo que forma os prismas do esmalte.[6]

Quando um dente emerge gradualmente, o dente parcialmente erupcionado não participa da mastigação. Por esse motivo, esses dentes oferecem condições mais favoráveis para a acumulação bacteriana do que os dentes totalmente erupcionados. Além disso, a acumulação microbiana pode ser ainda maior porque as crianças evitam frequentemente a escovagem dos dentes em erupção, uma vez que a erupção é acompanhada de hemorragia gengival e a área pode ser dolorosa ao toque.[7]

Consequentemente, os dentes em erupção são expostos à placa microbiana durante vários meses antes de se obter uma oclusão funcional. Durante este período, ocorrem inúmeros processos minúsculos de dissolução e redeposição de minerais na interface esmalte-placa, pelo que não é surpreendente que a superfície do esmalte a nível subclínico exiba uma variedade de destruições micro-superficiais (Figura 1.1, 1.2). Estas alterações não são clinicamente visíveis, mas correspondem às observadas após 1 semana de exposição ao desafio cariogénico da placa dentária numa experiência clínica controlada.[8]

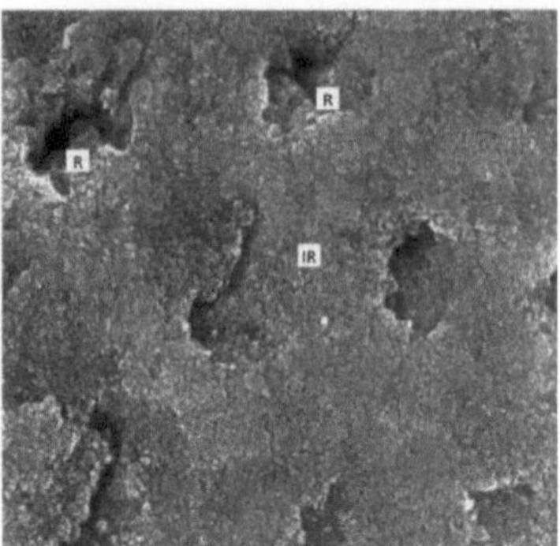

Figura 1.1: Lesões activas a nível subclínico.

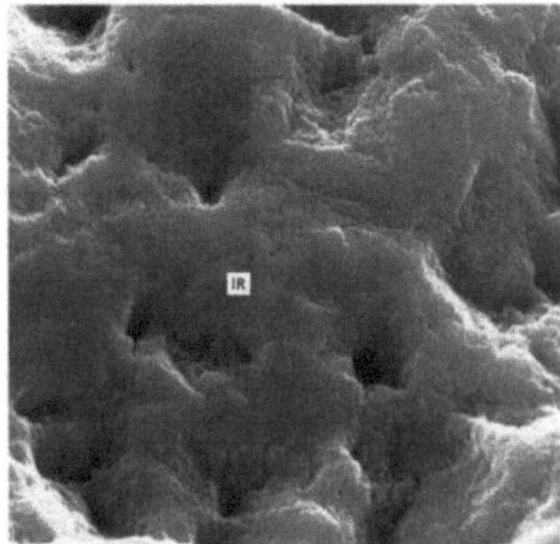

Figura 1.2: Lesões inactivas a nível subclínico.

As alterações representam lesões activas e inactivas do esmalte a nível subclínico. À medida que o dente se aproxima da oclusão completa, as forças de cisalhamento da mastigação funcional modificam a acumulação microbiana e, por isso, as cúspides são frequentemente desprovidas de placa dentária. As superfícies de esmalte livres de depósitos microbianos, uma vez completamente erupcionadas, são sempre cobertas pela película proteica. Por baixo deste revestimento, podem ser observados sinais de pequenos atritos sob a forma de arranhões. Para além disso, defeitos irregulares de maiores dimensões podem representar cicatrizes resultantes da dissolução anterior da superfície. Estas alterações macroscopicamente invisíveis podem ser entendidas como lesões inactivas do esmalte a nível subclínico.[9] As lesões de cárie ocorrem dentro da dentição num padrão muito caraterístico, tanto na dentição decídua como na permanente, mas isto não reflecte diferenças na composição química do esmalte entre partes da dentição onde as lesões de cárie raramente ou nunca se desenvolvem, em comparação com locais onde as lesões aparecem frequentemente. A cárie dentária desenvolve-se quando se permite que os depósitos microbianos formem biofilmes que não são frequentemente removidos ou perturbados pelo desgaste mecânico (mastigação, atrito e abrasão da escovagem, uso de fio dentário ou palitos). As fases iniciais da dissolução do esmalte envolvem uma desintegração distinta da superfície real do esmalte, levando mesmo a microcavidades. É também evidente que a abrasão aproximada e o atrito, causados pela higiene oral mecânica, interferem significativamente com as características da superfície, porque a superfície mais externa do esmalte, com apenas alguns micrómetros de espessura, é macia como resultado da desmineralização (erosão).[10] Quando uma secção de solo é examinada à luz transmitida após a imbibição com quinolina, pode ser vista uma zona translúcida sem estrutura na frente avançada da lesão (Figura 1.3). Esta zona pode variar de 5-100 µm de largura e está localizada na parte da lesão com um volume de poros ligeiramente superior a 1% quando examinada ao ar seco. O aspeto translúcido desta zona, com as estruturas de esmalte menos evidentes, parece dever-se ao facto de a dissolução inicial do esmalte ocorrer principalmente ao longo dos espaços entre a haste e o esmalte inter-haste no tecido[11].

A zona escura é uma caraterística mais constante do avanço da frente das lesões cariosas do que a zona translúcida. Assim, a zona escura ocorre em 90-95% das lesões; e se a zona translúcida estiver presente, a zona escura está localizada entre esta e o corpo da lesão (Figura 1.3). Estudos de luz polarizada da zona escura indicam um volume de poros entre 2 e 4%, e Silverstone sugeriu que esta zona possivelmente representa o resultado de uma multiplicidade de processos de desmineralização e reprecipitação[12].

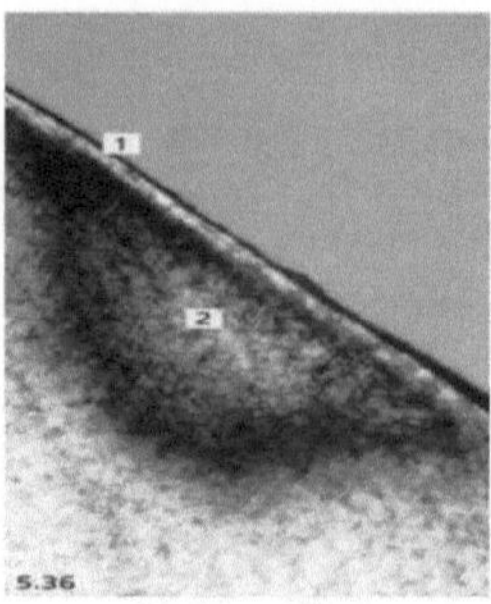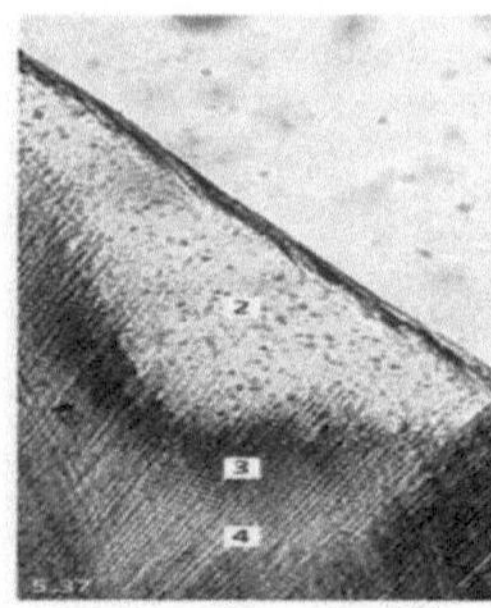

Figura 1.3: Secção em terra cortada através do centro de uma pequena lesão de esmalte examinada à luz polarizada após imersão em água e quinolina. (1) zona superficial; (2) corpo da lesão; (3) zona escura; (4) invasão e destruição da zona translúcida; e (5) direção periférica da haste.

Assumindo um desafio cariogénico constante, mas elevado, haverá uma dissolução subsuperficial gradual do esmalte, sendo esta mais pronunciada na profundidade da superfície do esmalte e espalhando-se para o interior do esmalte seguindo as direcções das hastes. A dissolução cariosa segue a direção das hastes. As medições sistemáticas da porosidade do esmalte ao longo dos traços que seguem a direção das hastes permitem compreender a morfogénese da lesão aproximada de forma cónica (Figura 1.4).[13]

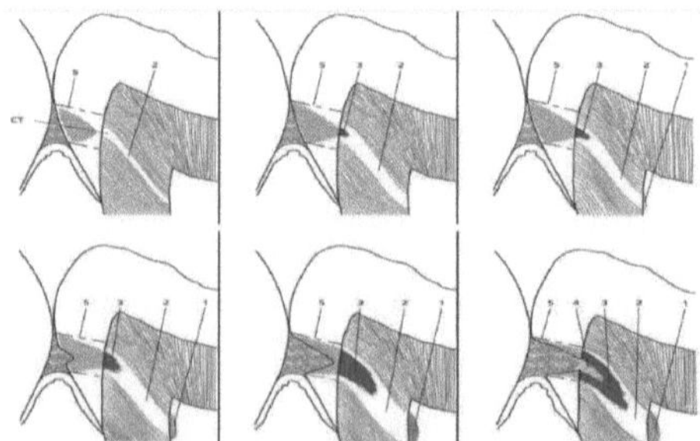

Figura 1.4: Ilustração esquemática das fases progressivas da formação da lesão: (1) dentina reactiva; (2) reação esclerótica ou zona translúcida (transparente); (3) zona de desmineralização; (4) zona de bactérias

1.3. DESMINERALIZAÇÃO E REMINERALIZAÇÃO DOS TECIDOS DUROS DENTÁRIOS:

O consumo de açúcares simples da dieta fornece não só nutrição para o nosso corpo, mas também uma fonte de alimento para as bactérias orais. À medida que as bactérias que constituem a flora oral normal aderem à película, forma-se uma massa ou película bacteriana denominada placa bacteriana.[1] As bactérias da placa bacteriana, em particular o Streptococcus mutans e os lactobacilos, ingerem açúcares para a glicólise, produzindo ácidos orgânicos fracos (como o ácido lático, pirúvico e acético). Estes ácidos baixam o pH da superfície e difundem-se através da placa bacteriana. O pH pode ter descido para 4,0-4,5.[1] Esta perda mineral compromete a estrutura mecânica do dente e pode levar à cavitação durante um longo período de tempo. As fases de progressão da cárie são claras e, no interesse da manutenção preventiva, as lesões cariosas precoces parecem ser a melhor oportunidade para contrariar este processo destrutivo.[14] O processo de remineralização subsequente é quase o inverso. Quando o pH oral regressa a um valor próximo do neutro, os iões Ca 2+ e PO 4 presentes na saliva incorporam-se nas camadas minerais empobrecidas do esmalte como nova apatite. As zonas desmineralizadas na rede cristalina actuam como locais de nucleação para a deposição de novos minerais. Na presença de fluoreto (em concentrações elevadas), o CAP original perde o carbonato remanescente e é substituído por um híbrido de hidroxiapatite (HAP) e fluorapatite (FAP).[15] Este ciclo depende fundamentalmente da solubilidade do esmalte e dos gradientes iónicos. Essencialmente, a queda súbita do pH após as refeições produz uma sub-saturação dos iões essenciais (Ca e PO) no fluido da placa em relação ao mineral do dente. Isto promove a dissolução do esmalte. Em pH elevado, a supersaturação iónica da placa bacteriana desloca o equilíbrio para o outro lado, causando uma deposição mineral no dente.[1,14]

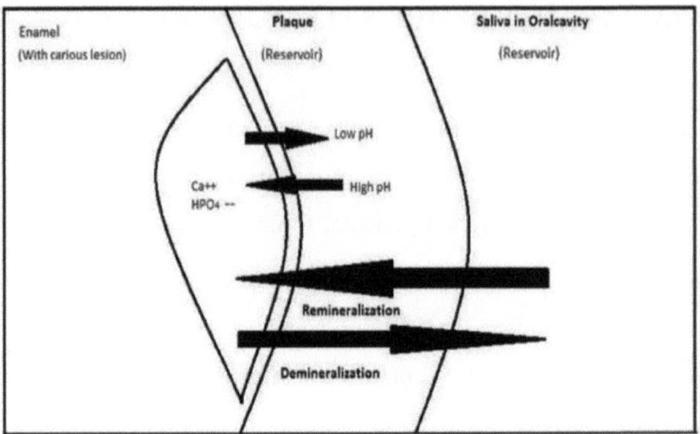

Figura 1.5: Desmineralização e remineralização dos tecidos duros dentários.[1]

CAPÍTULO 2

REQUISITOS IDEAIS PARA AGENTES REMINERALIZADORES

Na década de 1980, foi estabelecido que o flúor pode controlar a lesão de cárie através da remineralização do esmalte desmineralizado. Mais tarde, em 1997, Fazzi et al. demonstraram que o flúor se liga aos cristais de hidroxiapetite para formar cristais de fluorapatita. Em 2001, Duggal et al. provaram que um menor teor de carbonato pode reduzir a solubilidade ácida da fluorapatite. Quantidades elevadas de flúor em dentífricos e fluoretos sistémicos mostraram sinais de toxicidade, o que mais tarde levou ao desenvolvimento de alternativas não tóxicas de flúor como agentes remineralizantes eficazes.

2.1. REQUISITOS IDEAIS DOS AGENTES REMNIERALIZADORES [16]

1. Difunde-se na subsuperfície ou fornece cálcio e fosfato para a subsuperfície.
2. Não fornece um excesso de cálcio.
3. Não favorece a formação de cálculos
4. Funciona com um pH ácido
5. Funciona em doentes com xerostomia
6. Reforça as propriedades remineralizantes da saliva
7. Para materiais novos, mostra uma vantagem em relação ao flúor

2.2. DESVANTAGEM DO FLÚOR:

Não são recomendados níveis elevados de flúor devido ao seu potencial tóxico.[17] O efeito secundário mais comum do flúor é a fluorose (descoloração dos dentes induzida pelo flúor). As pessoas com fluorose desenvolvem manchas nos dentes que podem variar entre o branco claro e o castanho escuro. A sua prevalência é predominante nos estados de Bihar, Tamil Nadu, Andhra Pradesh, Gujarat, Rajasthan, Punjab e Haryana, principalmente devido ao consumo de água potável que contém uma elevada concentração de flúor. Na Índia, a maioria da população depende das águas subterrâneas para beber, o que a predispõe à fluorose dentária. A ingestão crónica e excessiva de fluoreto também está associada à fluorose esquelética18.

2.3. EXIGÊNCIA DE ESTRATÉGIAS SEM FLÚOR: [19]

1. O efeito do flúor parece ser mais alargado nas cáries de superfície lisa, mas apresenta uma eficácia limitada nas cáries de fossas e fissuras.
2. Para evitar o potencial de efeitos adversos (por exemplo, fluorose), não pode ser adoptada uma estratégia com elevado teor de fluoreto.
3. A toxicidade do flúor aumenta com uma nutrição inadequada.
4. A disponibilidade de produtos com flúor ainda é questionável em alguns países.

2.4. AGENTES REMINERALIZANTES NÃO FLUORETADOS:

1. Complexo de fosfopeptídeos de caseína-fosfato de cálcio amorfo (CPP-ACP)
2. Fosfato de cálcio amorfo
3. Calciofosfossilicato de sódio (vidro bioativo)
4. Fosfato tricálcico
5. Teobromina
6. Peptídeos de auto-montagem
7. Xilitol
8. Agentes à base de plantas

CAPÍTULO 3
CLASSIFICAÇÃO DOS AGENTES REMINERALIZADORES

3.1. AGENTES REMINERALIZANTES:

Estão disponíveis no mercado vários agentes remineralizadores. Com base na sua composição, podem ser classificados da seguinte forma :-

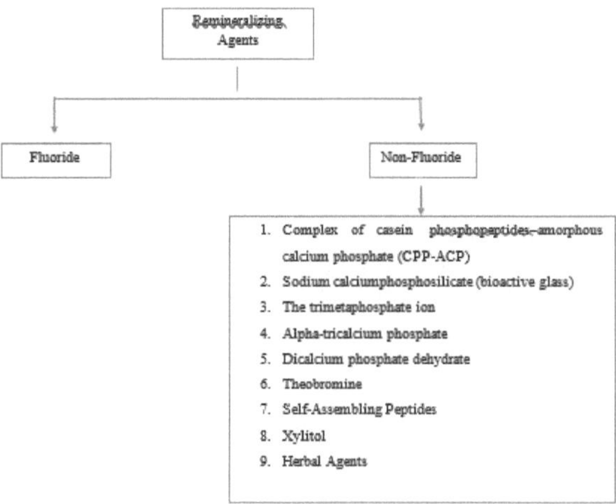

3.1.1. Fluoreto:

O flúor inibe a desmineralização, uma vez que os cristais de fluorapatite, formados por reação com os cristais de apatite do esmalte, são mais resistentes ao ataque ácido do que os cristais de HAP. O flúor aumenta a remineralização, uma vez que acelera o crescimento dos novos cristais de fluorapatite ao juntar iões de cálcio e fosfato. Inibe a atividade das bactérias cariosas produtoras de ácido, ao interferir com a produção de fosfoenol piruvato (PEP), que é um intermediário chave da via glicolítica nas bactérias. Além disso, o F^- retém-se no tecido duro dentário, na mucosa oral e na placa dentária para diminuir a desmineralização e aumentar a remineralização.[20]

3.1.1.1. Dentífricos com flúor

Os dentífricos podem conter fluoreto em várias formas químicas, principalmente como fluoreto de sódio (NaF), monofluorofosfato de sódio (Na2FPO3), fluoreto de amina (C27H60F2N2O3), fluoreto estanoso (SnF2) ou combinações destes. O fluoreto de sódio fornece diretamente fluoreto livre. O fluoreto libertado é absorvido para a superfície do mineral, como um depósito de CaF2 ou semelhante a CaF2, na forma livre ou ligada. O fluoreto estanoso fornece fluoreto e iões estanoso, sendo que estes últimos actuam como um agente antimicrobiano.[21]

Nas pastas de flúor com zinco e aminoácidos, o aminoácido básico inibe a formação de fluoreto de zinco insolúvel. O zinco disponível ajuda na proteção contra a erosão, reduzindo a colonização bacteriana e o desenvolvimento de biofilme, e proporciona um maior brilho aos dentes. De acordo com Pradubboon et al., o enxaguamento bucal com 0,05 NaF combinado com o uso regular de pasta dentífrica com flúor, quando usado duas vezes por dia, aumenta efetivamente a remineralização de cáries incipientes.[22]

Outro modo de administração de flúor é o método de tratamento com flúor ativado por luz (LAF), em que o tratamento tópico com flúor é imediatamente seguido pela aplicação de fontes de luz monocromática intensa, como díodos emissores de luz (LED) ou luzes de cura de halogéneo (470-500 nm) e laser de iões de árgon azul (488 nm). Um estudo in vivo efectuado por Mehta et al. utilizando uma única aplicação de um verniz fluoretado fotopolimerizável (Clinpro T) demonstrou a sua eficácia na prevenção da desmineralização.[23]

3.1.2. Agentes remineralizadores não fluoretados:

3.1.2.1. CPP-ACP (Fosfopeptídeos de caseína - Fosfato de cálcio amorfo)

Os nanocomplexos de CPP-ACP diminuem a desmineralização e promovem a remineralização através da localização do ACP na placa dentária, que tampona as actividades do cálcio livre e dos iões fosfato, ajudando assim a manter um estado de supersaturação em relação ao esmalte dentário.[24]

3.1.2.2. Tecnologia de fosfato de cálcio amorfo (ACP)

A tecnologia ACP inclui um sistema de distribuição de duas fases para evitar que os constituintes do cálcio e do fósforo interajam entre si antes da sua utilização. Neste sistema, o sulfato de cálcio e o fosfato dipotássico são os sais que actuam como fontes de cálcio e fósforo. Quando estes dois sais são misturados, produzem ACP que pode precipitar na superfície do dente. Este ACP precipitado pode então dissolver-se na saliva e contribuir para a remineralização.[25]

3.1.2.3. Vidro bioativo ou Bioglass (fosfosilicato de sódio e cálcio)

O vidro bioativo liberta iões de sódio, cálcio e fósforo assim que entra em contacto com a saliva. Estes iões libertados formam diretamente apatite hidroxicarbonatada (HCA). Também se ligam à superfície do dente e continuam a libertar iões e a ajudar na remineralização após a aplicação inicial.[26]

3.1.2.4. Fosfato Tri-Cálcico

O TCP é composto por ambientes de cálcio que estão disponíveis para reação com o flúor e o esmalte dentário. Também possui semelhança estrutural com a hidroxiapatita do esmalte dentário. Os ambientes de cálcio do TCP estão bem protegidos de modo a evitar a interação prematura entre o cálcio e o flúor. Quando entra em contacto com a saliva, os iões de cálcio, fosfato e flúor do TCP ficam disponíveis para o esmalte e promovem a remineralização do esmalte.[27]

3.1.2.5. Fosfato dicálcico di-hidratado (DCPD)

O fosfato dicálcico di-hidratado é um precursor da apatite que, na presença de fluoreto, se converte rapidamente em fluorapatite. Foi observado que a inclusão de fosfato dicálcico di-hidratado nos dentífricos aumenta os níveis de iões de cálcio livres no fluido da placa bacteriana, e estes permanecem elevados até 12 horas após a escovagem, em comparação com os dentífricos de sílica convencionais.[28]

3.1.2.6. Peptídeo de montagem automática

O tratamento com péptidos para lesões de cárie precoce é a área de investigação atual. O tratamento com péptidos demonstrou aumentar o ganho mineral líquido através do efeito combinado do aumento do ganho mineral e da inibição da perda mineral do dente. Os peptídeos formadores de folhas beta, P114, que se auto-montam para formar andaimes tridimensionais sob condições ambientais definidas, demonstraram nucleação de apatita hidroxilada de novo e têm aplicações potenciais na regeneração de tecidos mineralizados, imitando a ação das proteínas do esmalte durante o desenvolvimento do dente. Os grupos aniónicos das cadeias laterais do P114 atraem o ião cálcio a, induzindo assim a precipitação de HAP in situ.[29]

3.1.2.7. Xilitol

O xilitol é um álcool de açúcar não fermentável, produzido a partir de madeira de folhosas ricas em xilano, como a bétula e a faia. Provoca a inativação de S. mutans e a inibição da capacidade da placa bacteriana para produzir ácidos e polissacáridos, exercendo assim efeitos anticariogénicos. Também estimula o aumento do fluxo salivar quando consumido sob a forma de gomas de mascar, o que resulta num aumento da capacidade de tamponamento contra os ácidos e o elevado teor de minerais fornece os minerais para remineralizar o dente. O xilitol não é fermentado por bactérias cariogénicas e, por isso, não baixa o pH da placa bacteriana, evitando assim a desmineralização do esmalte e a proliferação de bactérias.[30]

3.1.2.8. Extrato de iogurte

As proteínas do leite inibem a desmineralização do esmalte ao serem adsorvidas na superfície do esmalte. As enzimas do leite também desempenham um papel na diminuição do crescimento de bactérias cariogénicas. Com um pH ácido, os iões de cálcio são libertados do iogurte e, assim, ajudam na remineralização do esmalte.[31]

3.1.3. **Agentes remineralizantes à base de plantas:**

3.1.3.1. Extrato de grainha de uva

O extrato de grainhas de uva contém proantocianidina (PA), que é um tipo de polifenol. A proantocianidina actua acelerando a conversão do colagénio solúvel em colagénio insolúvel. As matrizes de colagénio submetidas à proantocianidina são biocompatíveis e inibem a atividade de enzimas como a amilase, a glucosil transferase e a F-ATPase. A PA inibe as glucosil-transferases que são produzidas pelo Streptococcus mutans, resultando assim na inibição da cárie.[32]

3.1.3.2. Extrato de folhas de Psidium Cattleianum

O Psidium cattleianum é também conhecido como goiaba morango. Os principais agentes activos presentes no P.cattleianum são os flavonóides. Estes flavonóides (predominantemente kaempferol, quercetina e cianidina) e o tanino (ácido elágico) possuem atividade antibacteriana. Estes extractos de folhas não contêm quantidades detectáveis de cálcio, fosfato ou fluoreto. O extrato de folhas de P. cattleianum actua inibindo a expressão de proteínas relacionadas com o metabolismo geral, especialmente o metabolismo de hidratos de carbono dos biofilmes de S. mutans. Como resultado, as proteínas associadas à membrana, como as glicosiltransferases, também são inibidas.[33]

3.1.3.3. Hesperidina

A hesperidina é um flavanoneglucósido e foi isolada pela primeira vez por Lebreton a partir do interior branco das cascas dos citrinos. Actua ao interagir com a matriz de colagénio e induz a remineralização. Isto resulta na estabilidade da matriz de colagénio e promove a remineralização, uma vez que a matriz de colagénio actua como um suporte para a deposição de minerais.[34]

CAPÍTULO 4
FOSFOPEPTÍDEO DE CASEÍNA - FOSFATO DE CÁLCIO AMORFO

A caseína é a fosfoproteína predominante no leite bovino, presente principalmente como complexos micelulares estabilizados com fosfato de cálcio e representa quase 80% da sua proteína total. Os CPP são aproximadamente 10% (p/p) da proteína caseína.[35] Podem ser facilmente purificados a partir de uma digestão tríptica da caseína por precipitação selectiva, troca de ferro ou ultrafiltração.[36] Além disso, os CPP não têm as limitações associadas à utilização da caseína, como as propriedades organolépticas adversas e a grande quantidade necessária para a sua eficácia. Foi demonstrado que um grupo de péptidos, conhecidos como fosfopeptidos de caseína (CPP), estabiliza o cálcio e o fosfato, preservando-os numa forma amorfa ou solúvel denominada fosfato de cálcio amorfo (ACP).

O ACP foi descrito pela primeira vez por Aaron S Posner em meados da década de 1960. É a fase sólida inicial que precipita a partir de uma solução de fosfato de cálcio altamente supersaturada. O ACP, (Ca3(PO4) 2 - 3H2O), é um precursor postulado na formação de hidroxiapatite (HA). Os ACPs exibem uma solubilidade muito elevada e são facilmente convertidos em hidroxiapatite, o que os torna agentes mineralizadores adequados. A principal vantagem do ACP é a sua formulação fácil, em fase sólida única, e a sua biocompatibilidade com tecidos duros e moles, que é igual à da hidroxiapatite e de vários fosfatos de di-, tri- e tetracálcio.[37]

O conceito de CPP-ACP como agente remineralizante foi postulado pela primeira vez em 1998.[38] O complexo CPP-ACP foi patenteado pela Universidade de Melbourne, Austrália, e pela Victorian Dairy Industry Authority, Abbotsford, Austrália. A Bonlac Foods Limited (uma empresa australiana detida por 2.300 produtores de leite em Victoria e na Tasmânia) manteve os direitos exclusivos de fabrico e comercialização do CPP-ACP e é proprietária da marca registada RecaldentTM.[39]

O fosfopeptídeo de caseína - fosfato de cálcio amorfo (CPP-ACP), uma tecnologia remineralizante à base de proteínas de origem natural, demonstrou não só melhorar significativamente a remineralização das lesões subsuperficiais do esmalte, como também pode ser muito promissora na alteração benéfica da ecologia microbiana da placa dentária.[40]

4.1. Estrutura CPP-ACP:

A CPP que contém a sequência ativa -Ser(P)-Ser(P)-Ser(P)-Glu-Glu- tem uma capacidade notável para estabilizar o cálcio e o fosfato como nanoclusters de iões em solução metaestável (Cochrane et al., 2008). Através da sequência ativa, o CPP liga-se a nanoclusters de iões de cálcio e fosfato para formar nanocomplexos com um raio de cerca de 1,5 nm, impedindo o crescimento dos nanoclusters até ao tamanho crítico necessário para a nucleação e a transformação de fase.[41]

4.2. MECANISMO DE ACÇÃO DO CPP-ACP:

CPP-ACP como reservatório de fosfato de cálcio - O CPP-ACP tem a capacidade de localizar o ACP na estrutura dentária, aumentando o nível de fosfato de cálcio na placa bacteriana, podendo assim atuar como um reservatório de fosfato de cálcio. Tampão das actividades do cálcio livre e do ião fosfato, ajudando assim a manter um estado de supersaturação em relação ao esmalte dentário, o que diminui a desmineralização do esmalte e aumenta a sua remineralização.[42]

4.2.1. Semelhança entre a estaterina salivar e a CPP-ACP

As estaterinas contidas na saliva, juntamente com os fosfopeptídeos de cálcio e as fosfoproteínas, partilham uma semelhança notável. Todas elas regulam o comportamento do cálcio e do fosfato e estabilizam os compostos de fosfato de cálcio.[43]

4.2.2. Atividade antibacteriana

O CPP-ACP tem a capacidade de inibir a aderência de estreptococos cariogénicos à superfície dentária, induzindo a formação de placa não cariogénica. O CPP-ACP pode ser incorporado na película em troca de albumina para inibir a aderência de Streptococcus mutans e Streptococcus sobrinus, produzindo assim tanto a neutralização como o aumento da remineralização. As elevadas concentrações de cálcio livre extracelular podem ter propriedades bactericidas ou bacteriostáticas que reduzem a adesão entre as células bacterianas. A caseína tampona o ácido da placa bacteriana direta ou indiretamente através do catabolismo bacteriano. Este agente também liberta aminoácidos básicos que aceitam iões de protões e actuam como uma barreira inerte, impedindo a difusão de protões.[44] Um estudo in vivo realizado por Rose (2000) demonstrou que o CPP-ACP se liga ao dobro da afinidade das células bacterianas pelo cálcio, até um valor de 0,16 g/g de células de peso húmido.[45]

4.2.3. Retarda a formação de biofilme

Os estudos de imunolocalização indicaram que a incorporação de CPP-ACP na placa bacteriana se liga à superfície das células bacterianas, aos componentes da matriz intercelular da placa bacteriana e às proteínas adsorvidas nas superfícies dentárias, influenciando assim possivelmente o processo de formação do biofilme. Estas interacções levam à formação de uma placa menos cariogénica. Também se observa que o CPP-ACP reduz a queda do pH da placa após um desafio de sacarose.[46]

4.2.4. Ação anticalculus

A ligação do ACP ao CPP é reactiva ao pH, diminuindo com a descida do pH e vice-versa. Tem uma ação inerentemente anticalculosa, uma vez que estabiliza o cálcio e o fosfato livres para que não ocorra a precipitação espontânea do fosfato de cálcio.[47]

Resposta dependente da dose - O CPP-ACP reduz a atividade da cárie num mecanismo dependente da dose, e o mineral subsequentemente formado é mais resistente ao ataque ácido. Em modelo animal, demonstrou-se que 0,1% p/v de CPP-ACP produz uma redução de 14% nas cáries de superfície lisa e 1% p/v de CPP-ACP produziu uma redução de 55% nas cáries de superfície lisa, e de forma semelhante, 0,1% p/v de CPP-ACP e 1% p/v de CPP-ACP produziram uma redução de 15% e 46% na atividade das cáries de fissura.[48]

Inibição da desmineralização e promoção da remineralização do esmalte - A utilização de CPP a 0,5% p/v e 5% p/v demonstrou inibir significativamente a desmineralização ácida num modelo de cárie intra-oral humano.[49] Um sistema de modelo in vitro concebido para estudar o efeito das soluções de CPP-ACP na remineralização de lesões artificiais em terceiros molares humanos mostrou que houve um aumento substancial no conteúdo mineral das secções de esmalte de teste expostas a soluções de CPP-ACP.[41] A remineralização de lesões de esmalte com exposição tópica a CPP-ACP mostrou ser mais resistente a um desafio ácido subsequente em comparação com o esmalte remineralizado normal. O CPP-ACP é capaz de promover a remineralização de lesões subsuperficiais do esmalte com AH. O ambiente de carbonato relativamente baixo das lesões subsuperficiais tratadas com CPP-ACP também pode exibir uma melhor cristalinidade e menor micro tensão do que o esmalte dentário normal.[50]

4.2.5. Taxa de remineralização

As soluções de fosfato de cálcio estabilizadas com CPP podem remineralizar as lesões subsuperficiais do esmalte a uma taxa de 1,5-3,9 × 10-8 moles HA/m2 /s1. O CPP pode estabilizar mais de 100 vezes mais fosfato de cálcio do que é normalmente possível em solução aquosa a pH neutro e alcalino antes da precipitação espontânea. No processo de mineralização, o ACP e a fase cristalina do fosfato dicálcico di-hidratado e do fosfato octacálcico foram implicados como intermediários na formação de HA, dependendo do pH e do grau de saturação. Assumindo que o mineral depositado na lesão remineralizada é predominantemente HA, a taxa média máxima de remineralização foi de 3,9 ± 0,8 × 10-8 moles HA/m2 para um período de 10 dias.[51]

4.3. MODO DE ENTREGA DO CPP-ACP:

4.3.1. Pastilhas elásticas

Morgan et al., 2008, no seu estudo, descobriu que a pastilha elástica sem açúcar contendo pasta de CPP-ACP promove a remineralização de cáries in vivo e também demonstrou aumentar a concentração de cálcio na saliva.[52] A adição de CPP-ACP em 10, 18,8 ou 56,4 mg a gomas à base de sorbitol ou xilitol mostrou 63%, 102% e 152% de aumento na remineralização do esmalte, respetivamente.[53] A pastilha elástica CPP-ACP é comercializada como GC Recaldent™ (Índia).

4.3.2. Bochechos

Reynolds et al., em 2003, administraram CPP-ACP sob a forma de bochechos (2% p/v e 6% p/v, respetivamente), aumentando significativamente os níveis de placa bacteriana e os níveis de fosfato inorgânico. Também demonstraram que o CPP se imunolocalizava nas superfícies das células bacterianas e na matriz intracelular da placa.[54]

4.3.3. Pastilhas

De acordo com Cai et al. em 2003, o CPP-ACP administrado sob a forma de pastilhas, mostrou um aumento na remineralização de lesões de cárie subsuperficiais, que é dependente da dose. Também aumentou a taxa de fluxo salivar. Assim, a pastilha sem açúcar pode ser um veículo adequado para a administração de CPP-ACP.[55]

4.3.4. Sprays

De acordo com Hay e Thomson, o colutório com complexo CPP-fosfato de cálcio, quando utilizado como um spray atomizado na boca, mostrou uma ação humidificante e lubrificante.[56]

4.3.5. Creme tópico

A aplicação de pasta de CPP-ACP diluída a 10 vezes duas vezes por dia resultou na prevenção da desmineralização da dentina. A utilização prolongada de pasta à base de CPP-ACP e a microabrasão do esmalte em conjunto são úteis para o tratamento de lesões de manchas brancas do esmalte[57].

Método de aplicação - Pode ser aplicado diretamente com o dedo limpo sobre os dentes, espalhado sobre todas as superfícies e deixado no local para se dissolver lentamente durante a noite. Qualquer material que seja engolido é completamente seguro e contribuirá para o cálcio dietético.[58]

4.3.6. Bebidas energéticas

Kolahi et al., 2009, no seu estudo, verificaram que a adição de CPP-ACP a bebidas energéticas reduz a sua capacidade erosiva sem alteração do sabor quando adicionado numa proporção superior a 0,09% de CPP-ACP, sendo um importante constituinte de refrigerantes amigos dos dentes[59].

4.3.7. Incorporação de CPP-ACP no cimento de ionómero de vidro

Mazzaoui et al. no seu estudo determinou o efeito da incorporação de CPP-ACP (1,56%) no cimento de glassionomer auto-polimerizado GC Fuji IX™. Demonstrou que existe um aumento significativo na resistência de ligação à microtração e que também aumenta significativamente a libertação de iões de cálcio, fosfato e flúor, o que protege a dentina adjacente durante o desafio ácido.[60] Zalizniak et al., 2013 compararam um novo CIV (Fuji VII™ EP) que inclui 3% (p/p) de CPP-ACP com um CIV sem CPP-ACP (Fuji VII™) e verificaram uma maior libertação de iões de cálcio e fosfato, sem alterações significativas na libertação de iões de flúor e sem efeitos adversos na dureza da superfície ou alteração na massa.[61]

4.3.8. Incorporação de CPP-ACP no cimento de noneugenol

Wong RH et al., 2010 no seu estudo descobriu que o tempo de presa foi atrasado com a incorporação de ≤8,0% (w/w) CPP-ACP em ambos os cimentos semugenol como Freegenol™ e Temp-Bond® NE mas também foi encontrado um enfraquecimento progressivo nos valores médios de resistência à compressão e à tração.[62]

4.3.9. Complexo CPP-ACP e colagem de resina

De acordo com Shadman et al. em 2015, a aplicação de CPP-ACP pode influenciar a subsequente adesão da resina à dentina. No seu estudo, as superfícies de esmalte foram tratadas com mousse dentária CPP-ACP seguida da aplicação de Tetric N-Bond, AdheSE e

AdheSE One F e demonstrou que a aplicação de CPP-ACP reduz a resistência ao cisalhamento de AdheSE e AdheSE One F ao esmalte, mas não de Tetric N-Bond. A eficácia da adesão do sistema adesivo etch-and-rinse pode ser comprometida pela presença de CPP-ACP na superfície da dentina. O condicionamento do esmalte pode não ser inibido usando a pasta CPP-ACP com ou sem branqueamento prévio.[63]

4.3.10. Selantes CPP-ACP

Unal e Oztas em 2015 compararam três selantes de fissuras: Aegis (CPP-ACP), Fuji Triage, e Helioseal com e sem Ozono Gasoso (GO) em primeiros molares inferiores permanentes com cárie incipiente de fossa e fissura. Verificaram que o GO + Aegis FS apresentou a maior remineralização ao fim de 12 meses, sendo o seu sucesso clínico superior ao dos outros selantes de fissuras. A solubilidade do ACP permite-lhe libertar níveis supersaturantes de iões de cálcio e fosfato numa proporção que é favorável à formação de HA. Estes selantes fortificados têm uma maior capacidade remineralizante com potencial para remineralizar lesões subsuperficiais de esmalte.[64] É comercializado como selante de fossas e fissuras Aegis® (EUA).

4.4. SEGURANÇA DO CPP-ACP:

Bussadori et al. avaliaram a citotoxicidade do CPP-ACP em cultura de fibroblastos de rato e mostraram que a viabilidade celular permitida é >70% e a citotoxicidade é baixa. Assim, a aplicação tópica de CPP-ACP é considerada segura em medicina dentária.[65] No início de 1999, a US Food and Drug Administration aceitou os produtos CPP-ACP como geralmente reconhecidos como seguros para a sua utilização pretendida em medicina dentária.[66]

4.5. APLICAÇÕES CPP-ACP EM MEDICINA DENTÁRIA:

4.5.1. Cáries da primeira infância

Trata-se de um importante problema de saúde pública a nível mundial, que conduz à destruição completa da coroa. Um estudo in vivo demonstrou que as crianças que aplicaram

CPP-ACP uma vez por dia a partir do momento da emergência do dente, juntamente com a escovagem dos dentes duas vezes por dia com pasta dentífrica com 400 ppm de flúor, apresentaram uma taxa de cárie precoce na infância de 2% aos 24 meses, em comparação com 7% do grupo de comparação que não utilizou CPP-ACP. O uso de CPP-ACP oferece uma vantagem significativa nos efeitos de remineralização do esmalte dentário descalcificado, pode formar cristais de HA para reparar os prismas de esmalte e interprismas de esmalte ao longo do eixo c, e permite um rápido retorno às concentrações de cálcio em repouso e permite uma remineralização mais intermédia do substrato de esmalte.[45]

4.5.2. Remineralização de lesões de manchas brancas

Um estudo in vivo investigou o efeito de um creme dentário contendo CPP-ACP e comparou-o com bochechos com flúor na remineralização de lesões de manchas brancas utilizando fluorescência laser, onde se observou a regressão das lesões de manchas brancas após a aplicação do creme de CPP-ACP.[67] Outro estudo in vivo efectuado por Iijima et al. também mostrou que a pastilha elástica sem açúcar contendo CPP-ACP demonstrou resistência ácida e promove a remineralização do esmalte.[50]

4.5.3. Hipersensibilidade dentinária

O CPP-ACP é útil na redução da hipersensibilidade dentinária através da oclusão dos túbulos dentinários. Foi comprovada a sua eficácia no tratamento da hipersensibilidade dentinária, que foi avaliada através de uma escala visual analógica, em que, ao fim de 21 dias, se observou uma melhoria da hipersensibilidade.[68] Uma revisão sistemática concluiu que o creme CPP-ACP é eficaz no tratamento da hipersensibilidade dentinária, mas não encontrou provas suficientes da sua eficácia.[69]

4.5.4. Erosão dentária

A desmineralização do dente por erosão é causada pelo contacto frequente entre a superfície do dente e os ácidos. Foi sugerido que tanto o CPP-ACP como o fluoreto de CPP-ACP (CPP-

ACPF) têm propriedades anti-erosivas. Os espécimes de esmalte foram tratados com diferentes agentes remineralizadores, como o CPP-ACP e o CPP-ACPF, o que demonstrou que houve um aumento significativo na microdureza e no efeito de remineralização do CPP-ACPF, que foi considerado superior ao do CPP-ACP sozinho. Isto pode ser devido à interação do CPP-ACP com iões de hidrogénio, levando à formação de hidrogenofosfato de cálcio, ajudando assim na remineralização. Enquanto o CPP-ACPF fornece fluoreto adicional juntamente com iões de cálcio e fosfato para a remineralização, o CPP-ACP também restaura as áreas centrais dos prismas de esmalte que são dissolvidos na erosão do esmalte e também mantém a orientação das fibrilas de cristal que foram confirmadas pelas medições da rugosidade da superfície do esmalte.[69,70]

4.5.5. CPP-ACP na cárie dentária radicular

Rahiotis et al. mostraram que a aplicação de CPP-ACP nas superfícies da dentina pode prevenir a desmineralização da dentina, daí a sua utilização na prevenção da cárie radicular dentária, o que poderá dever-se à capacidade tampão deste agente.[71]

4.5.6. CPP-ACP com aplicação de laser

A prevenção da cárie através da utilização da irradiação laser baseia-se nas alterações físicas, químicas e cristalinas induzidas no esmalte devido ao aquecimento da superfície. A irradiação com laser de alta energia do esmalte, num comprimento de onda específico, demonstrou causar remineralização. A irradiação com laser de fluoreto de ítrio e lítio dopado com hólmio, seguida da aplicação de CPP-ACP, permitiu a incorporação de nanocomplexos de cálcio nas superfícies dentárias. Estes complexos actuam como um reservatório para repor os iões de cálcio e fosfato solúveis que se difundem no esmalte subsuperficial.[72] Um estudo in vitro conduzido por Subramanian e Pandey mostrou que a ação combinada de CPP-ACP e laser de érbio, crómio: ítrio, escândio, gálio e granada (comprimento de onda de 2,79 μm) demonstrou uma microdureza significativamente elevada do dente primário em comparação com o CPP-ACP isolado.[73]

4.5.7. CPP-ACP em superfície de esmalte branqueada

Os agentes branqueadores criam desmineralização, degradação e alterações na rugosidade da superfície do esmalte.[74] A rugosidade é considerada um fator predisponente para a adesão bacteriana e adsorção de manchas e a aplicação de CPP-ACPF aumenta a dureza da superfície do esmalte após o tratamento com agentes branqueadores.[75] O CPP-ACP pode aumentar a resistência à flexão da superfície do dente e reverter os danos estruturais causados pelos agentes branqueadores. Parece aumentar o conteúdo de cálcio e fosfato do tecido dentário após o branqueamento e também aumenta a resistência do dente ao efeito de desmineralização dos agentes branqueadores.[76]

4.5.8. Xerostomia

Estudos in vivo em doentes com xerostomia tratados com elixires bucais à base de CPP-ACP mostraram uma taxa inferior de novas lesões de cárie em comparação com doentes tratados com elixires bucais com 0,05% de flúor[56].

CAPÍTULO 5
FOSFOSILICATO DE CÁLCIO E SÓDIO (VIDRO BIOACTIVO)

O fosfosilicato de cálcio e sódio (NovaMin) é um vidro bioativo da classe dos materiais altamente biocompatíveis que foram originalmente desenvolvidos como materiais regenerativos do osso (Hench e Andersson, 1993). O vidro bioativo é um avanço na tecnologia de remineralização e é um composto inorgânico multicomponente constituído por elementos como o silício, o cálcio, o sódio e o fósforo. NovaMin® é o nome comercial de um vidro bioativo de fosfosilicato de cálcio e sódio que foi desenvolvido para utilização nos cuidados de saúde oral.[77] O ingrediente ativo é um fosfosilicato de cálcio e sódio que reage quando exposto a meios aquosos e fornece iões de cálcio e fosfato que formam uma apatite hidroxicarbonatada (HCA) com o tempo.[78] Um vidro bioativo foi desenvolvido pelo Dr. Len Litkowski e pelo Dr. Gary Hack no Departamento de Dentisteria de Restauração de Composições da Universidade de Maryland e pelo Dr. David Greenspan na NovaMin® Technologies Inc.[77]

5.1. COMPOSIÇÃO:

O vidro bioativo é feito de um mineral sintético que contém sódio, cálcio, fósforo e sílica (fosfossilicato de sódio e cálcio), elementos que se encontram naturalmente no organismo.

O padrão para a formulação de vidro bioativo é normalmente conhecido como 45S5, que tem sido amplamente utilizado em estudos de investigação. Contém 45% em peso de $SiO2$, 24,5% em peso de $Na2O$ e Ca, O e 6% em peso de $P2O5$. Os vidros bioactivos têm tradicionalmente mantido a fração de $P2O5$ constante, variando o teor de $SiO2$. De facto, verificou-se que a quebra da rede de sílica por OH depende do tempo da concentração de $SiO2$. Atualmente, sabe-se que manter a sílica abaixo de 60-w% e manter uma elevada relação $CaO/P2O5$ garante uma superfície altamente reactiva.[77]

5.2. MECANISMO DE ACÇÃO:

Quando as partículas entram em contacto com a saliva ou a água, libertam rapidamente iões de sódio, cálcio e fósforo para a saliva, que ficam disponíveis para a remineralização da superfície do dente. No ambiente aquoso do dente, os iões de sódio das partículas de Novamin trocam rapidamente com os catiões de hidrogénio (sob a forma de $H3O^+$) para libertar iões de cálcio e fosfato ($PO4^{3-}$). Haverá um aumento transitório localizado do pH durante a exposição inicial do material devido à libertação de sódio. Este aumento do pH ajuda a precipitar os iões de cálcio e fosfato extra fornecidos pelas partículas de Novamin para formar uma camada de fosfato de cálcio precipitado. À medida que estas reacções continuam, esta camada cristaliza em apatite hidroxicarbonatada (HCA), que é química e estruturalmente equivalente à apatite biológica natural.[79] Ao contrário de outras tecnologias de fosfato de cálcio, os iões que o vidro bioativo liberta formam apatite hidroxicarbonatada (HCA) diretamente, sem a fase intermédia de fosfato de cálcio amorfo.[80] Estas partículas também se fixam à superfície do dente e continuam a libertar iões e a remineralizar a superfície do dente após a aplicação inicial. Foi demonstrado, em estudos in-vitro, que estas partículas libertam iões e se transformam em HCA até duas semanas.[77] Em última análise, estas partículas transformam-se completamente em HCA, que é o mineral de que são feitos os nossos dentes e ossos, o que resulta em 80% de oclusão tubular e dessensibilização. Num ensaio clínico sobre hipersensibilidade dentária, um dentífrico contendo vidro bioativo demonstrou diminuir a sensibilidade significativamente mais do que um dentífrico com cloreto de estrôncio. Também foi demonstrado que têm propriedades antimicrobianas significativas e podem matar até 99,99% dos agentes patogénicos orais associados à doença periodontal e à cárie [77,80]

5.3. Remineralização com vidro bioativo:

Os vidros bioactivos têm propriedades remineralizantes únicas e são geralmente introduzidos em vários dentífricos como partículas muito finas para fornecer cálcio e fósforo à superfície do dente.[81]

O primeiro estudo sobre a remineralização da dentina por um vidro bioativo foi realizado por Wang et al.[82] Neste estudo, após a desmineralização artificial com EDTA (ácido etilenodiamino-tetracético), o tratamento com vidro bioativo nanoparticulado foi comparado com o tratamento com material convencional de tamanho micronizado (PerioGlas®). Os resultados mostraram que o vidro bioativo nanoparticulado resultou num aumento notável do conteúdo mineral, sugerindo uma rápida remineralização das amostras. Este resultado confirmou o papel crítico do tamanho das partículas e da área de superfície específica. No entanto, estas amostras são mecanicamente instáveis, a menos que o mineral precipitado forme um material compósito com a matriz de colagénio das amostras.[82]

Em 2014, Mehta et al. mostraram que o vidro bioativo (Novamin®) e o fosfopeptídeo de caseína - fosfato de cálcio amorfo (CPP-ACP) remineralizaram com sucesso as cáries precoces do esmalte. No entanto, o Novamin® remineralizou a lesão cariosa de forma mais eficaz. Os autores afirmaram que o CPP-ACP tinha uma natureza amorfa que pode ser a razão pela qual não conseguia aderir corretamente à superfície do esmalte. Este facto também levou a um valor de dureza mais baixo para o CPP-ACP, enquanto o Novamin® mostrou valores mais elevados de dureza porque se fixou à superfície de forma mais compacta.[83]

Num outro estudo realizado por Narayana et al., confirmou-se que o vidro bioativo é um agente remineralizante eficaz, uma vez que os efeitos dos produtos que contêm bioactivos foram investigados na remineralização de lesões de esmalte cariado induzidas artificialmente.[84]

5.3.1. Utilização de vidro bioativo para o tratamento da hipersensibilidade:

Uma partícula muito fina de Bioglass® denominada NovaMin® (NovaMin Technology, GlaxoSmithKline, Florida, Reino Unido), com um tamanho de partícula de ~18 μm, é utilizada como agente reparador ativo na pasta de dentes. Este material mineraliza pequenos orifícios na dentina e reduz a sensibilidade do dente. As partículas de Bioglass® aderem à dentina e formam uma camada de HAp; assim, o bloqueio dos túbulos alivia a dor por períodos mais longos.[85]

Num ensaio clínico com 100 voluntários que escovaram os dentes duas vezes por dia com um dentífrico contendo NovaMin® durante um período de 6 semanas, o sangramento gengival e o crescimento da placa bacteriana diminuíram 58,8% e 16,4%, respetivamente, em comparação com os grupos de controlo que utilizaram dentífrico normal.[86]

Outro ensaio clínico realizado por Pradeep et al. demonstrou um melhor alívio da dor ao escovar com uma pasta dentífrica contendo NovaMin® durante 2-6 semanas, em comparação com a escovagem com uma pasta dentífrica contendo nitrato de potássio. Apesar da escovagem de apenas alguns minutos por dia, as partículas de Bioglass® estimulam a reparação a longo prazo, o que resulta do facto de estas partículas se fixarem à dentina.[87]

Para ensaios in vitro, a dentina humana é levemente condicionada para revelar os túbulos. A Figura 1 mostra a dentina imediatamente após a aplicação do NovaMin®. Após 24 horas, as partículas estão ligadas à dentina e a camada de HAp cobre a superfície. Isso mostra que NovaMin® estimula a deposição de fosfato de cálcio sobre os túbulos dentinários. De facto, os produtos de dissolução do vidro estimulam a mineralização. A dissolução do vidro na boca aumenta o pH, o que leva à promoção da deposição de HAp.[88]

As partículas bioactivas derivadas do sol-gel são também utilizadas no tratamento da hipersensibilidade. Os ensaios demonstraram que 24 horas após a utilização de pasta dentífrica contendo o sol-gel e após lavagem com cola, sumo, café e nova escovagem, os túbulos permanecem ocluídos.[89]

A pasta dentífrica não é a única aplicação do Bioglass® nos cuidados dentários; o NovaMin® pode reparar a sensibilidade do esmalte devido a tratamentos de branqueamento dos dentes.[88] Para branquear os dentes, os dentistas utilizam o polimento a ar utilizando partículas como abrasivos para remover as manchas. O polimento a ar com Bioglass® pode estimular a mineralização dos túbulos dentinários num mecanismo semelhante ao do dentífrico contendo NovaMin®, o que resultou numa redução de 44% da sensibilidade dentária em comparação com outros pós de polimento a ar, como o bicarbonato de sódio. Os dentes tratados com o Bioglass® também ficaram mais brancos do que os tratados com bicarbonato de sódio.[90]

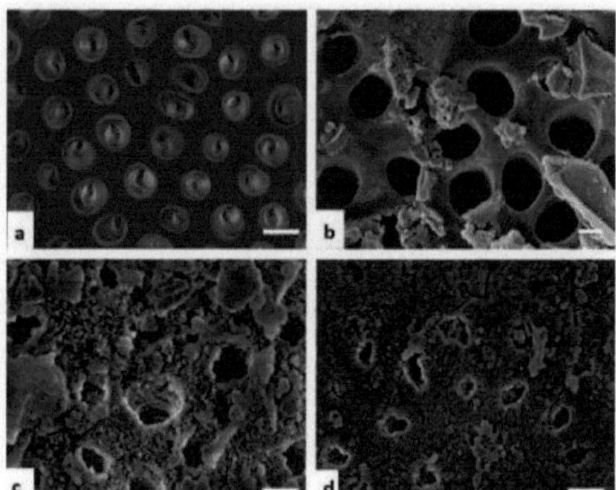

Figure 5.1 - SEM micrographs of human dentine (bar = 1 µm): (a) untreated, (b) immediately after application of NovaMin® in artificial saliva (AS); (c) 24 h after application of NovaMin® in AS; (d) 5 days after application. SEM images are adapted from Earl et al.

CAPÍTULO 6

FOSFATO TRI-CÁLCICO

O fosfato tricálcico é desenvolvido através de um processo de moagem que resulta na fusão de beta fosfato tricálcico (TCP) e lauril sulfato de sódio ou ácido fumárico. É um sistema de fosfato de cálcio inteligente que melhora o seu desempenho regulando eficazmente a difusão dos iões minerais do dente para o interior do dente em colaboração com o flúor. O fosfato tricálcico (TCP) é um precursor parcialmente solúvel da hidroxiapatite e é produzido principalmente para coincidir com o flúor em formatos de produtos aquosos e não aquosos. O β-fosfato tricálcico cristalino (β-TCP), quando remodelado pela combinação de ácidos carboxílicos e tensioactivos, produz a forma funcionalizada de β-fosfato tricálcico. Os fosfatos de cálcio são minerais importantes que se encontram no osso e na dentição. O fosfato beta-tricálcico (β-TCP) é uma forma de fosfato de cálcio parcialmente insolúvel e é um precursor conhecido da formação de hidroxiapatite, sendo normalmente incluído em biocerâmicas e em materiais de revestimento ou de enchimento para melhorar a osseointegração de implantes.

6.1. COMPOSIÇÃO QUÍMICA:

Tal como a hidroxiapatite, o TCP é bioabsorvível e biocompatível. A composição química e a cristalinidade do material são algo semelhantes às da fase mineral do osso. A composição nominal do TCP é $Ca_3(PO_4)_2$. Existe nas formas α ou β-cristalina. A taxa de biodegradação é mais elevada quando comparada com a HA. A degradação ocorre por dissolução combinada e reabsorção osteoclástica.[91]

6.1.1. Mecanismo de ação:

A estrutura cristalina do β-TCP manifesta vários locais reactivos, incluindo defeitos na rede, aglomerados de CaO_3 sub-ligados e aglomerados de cálcio maiores (por exemplo, CaO_7 e CaO_8) ligados através de vértices e arestas partilhados. Presumivelmente, estes locais permitem a transformação do mineral em hidroxiapatite, mas também deixam o mineral β-

TCP suscetível, por exemplo, de fissuração e delaminação, ou de reação com fluoreto iónico.

Um estudo realizado por Karlinsey et al[92] em 2008 propôs a modificação do β-TCP com o tensioativo aniónico de cadeia de 12 carbonos, o lauril sulfato de sódio (SLS), que manifesta um grupo de cabeça de sulfato: O SLS estimula a modificação da superfície de metais, polímeros, electrólitos, etc., medeia a nucleação e o crescimento de cristais e é largamente responsável pela produção do efeito de "espuma" observado em formulações cosméticas. Esta modificação pode proteger os ambientes sensíveis de cálcio no β-TCP da formação de CaF_2 quando combinados num produto dentário de NaF(aq) (por exemplo, elixir bucal ou pasta de dentes); assim, no momento da utilização do produto, o cálcio e o flúor estariam disponíveis para serem administrados à dentição.

O fosfato tricálcico (TCP) tem sido considerado como um meio possível para aumentar os níveis de cálcio na placa bacteriana e na saliva. A combinação de fosfato de cálcio e iões de fluoreto em produtos de higiene oral é problemática e pode levar à perda de iões de fluoreto biodisponíveis devido a uma reação entre a fase de fosfato de cálcio e o ião de fluoreto. Numa abordagem para ultrapassar esta incompatibilidade entre os fosfatos de cálcio e os iões fluoreto, foram desenvolvidas novas tecnologias. Esta tecnologia suporta o fosfato tricálcico funcional (fTCP), em que as partículas de fosfato tricálcico foram moídas com lauril sulfato de sódio e foram incluídas num creme dentário com fluoreto de sódio comercializado como creme dentário Clinpro (3 M ESPE). O fabricante afirma que o ião fluoreto é estável e que este produto é superior na sua capacidade de remineralizar lesões subsuperficiais do esmalte.[93]

CAPÍTULO 7

XILITOL

O xilitol, um pentitol, que ocorre naturalmente em muitos frutos, bagas e vegetais, tem sido utilizado como adoçante artificial há muitos anos.[94] O xilitol é um álcool de açúcar não fermentável, produzido a partir de madeira de folhosas ricas em xilano, como a bétula e a faia. Provoca a inativação de S. mutans e a inibição da capacidade da placa bacteriana para produzir ácidos e polissacáridos, exercendo assim efeitos anticariogénicos. Desde um estudo realizado em Turku, na Finlândia, que avaliou a eficácia do xilitol na redução da placa dentária em 1970, o xilitol tem sido amplamente investigado e globalmente aceite como um adoçante natural aprovado pela US Food and Drug Administration (FDA) e pela American Academy of Pediatric Dentistry.[95]

7.1. MECANISMO DE ACÇÃO:

O efeito inibidor de cáries (anticariogenicidade) do xilitol foi demonstrado pela sua capacidade de inibir o crescimento e o metabolismo do grupo de estreptococos mutans e da placa dentária. O xilitol reduz os níveis de estreptococos mutans (MS) na placa bacteriana e na saliva, interrompendo os seus processos de produção de energia, levando a um ciclo de energia inútil e à morte celular.[96] Reduz a adesão destes microrganismos à superfície dos dentes e também reduz o seu potencial de produção de ácido.[97,98]

O xilitol, como qualquer outro edulcorante, promove a mineralização através do aumento do fluxo salivar quando utilizado como pastilha elástica ou pastilha grande de xilitol. A particularidade do xilitol é o facto de ser praticamente não fermentável pelas bactérias orais. Além disso, verifica-se uma diminuição dos níveis de SM, bem como da quantidade de placa bacteriana, quando há um consumo habitual de xilitol.[99]

O Streptococcus mutans transporta o açúcar para o interior da célula num ciclo de consumo de energia que é responsável pela inibição do crescimento. O xilitol é então convertido em xilitol-5-fosfato através do sistema fosfoenolpiruvato: frutose fosfotransferase por S. mutans, resultando no desenvolvimento de vacúolos intracelulares e na degradação da membrana celular.[100] Inconscientemente, contribuindo para a sua própria morte, S. mutans desfosforila o xilitol-5-fosfato. A molécula desfosforilada é então expelida da célula. Esta expulsão ocorre com um custo energético, sem que o metabolismo do xilitol gere qualquer ganho de energia. Assim, o xilitol inibe o crescimento de S. mutans essencialmente por fazer a bactéria passar fome. O xilitol pode inibir o crescimento de bactérias orais nocivas, como a S. mutans, mas os seus benefícios não se ficam pela cavidade oral. Foi demonstrado que o álcool xilitol tem impacto no crescimento de bactérias nasofaríngeas, como a S. pneumonia e a S. mitis, e, portanto, tem um papel a desempenhar na pneumonia nasofaríngea.[101]

Foi demonstrado que o xilitol tem a capacidade de formar complexos com iões Ca2+ e fosfato[102] e de penetrar no esmalte desmineralizado, pelo que poderia participar na prevenção de cáries, actuando como transportador de Ca2+ e agente concentrador de cálcio[103]. Este facto chamou a atenção para a possibilidade de o xilitol, para além do seu efeito nos microrganismos orais e na estimulação da salivação, poder influenciar o processo de desmineralização e remineralização, alterando o coeficiente de difusão dos iões de cálcio e fosfato de e para a lesão para as soluções de desmineralização ou remineralização.

No estudo de Miake et al.[104], amostras de esmalte pré-desmineralizado imersas numa solução de xilitol a 20% demonstraram uma menor remineralização nos 10 mm exteriores da camada superficial, mas uma maior remineralização nas camadas intermédias e profundas, em comparação com o controlo. Para além disso, os cristais formados na presença de xilitol nas camadas superficiais tinham vários tamanhos e formas irregulares, apresentando ângulos não definidos, enquanto nas camadas intermédias os cristais se tornaram mais espessos e com ângulos mais definidos. Os autores concluíram que o xilitol induz a remineralização das camadas profundas do esmalte, facilitando o movimento e a acessibilidade do cálcio (transportador de iões Ca2+) para o interior do poro da lesão, especialmente para as regiões com poros grandes.

7.2. VEÍCULOS DE DISTRIBUIÇÃO PARA UTILIZAÇÃO DO XILITOL:

Atualmente, mais de 35 países aprovaram a utilização de xilitol em alimentos, produtos farmacêuticos e produtos de saúde oral, principalmente em gomas de mascar, pastas dentífricas, xaropes e produtos de confeitaria. O consumo habitual de xilitol pode ser definido como o consumo diário de 5-7 g de xilitol, pelo menos três vezes por dia.[105]

7.2.1. **Pastilhas elásticas com xilitol:**

A pastilha elástica acelera o processo de lavagem do ácido e a absorção de moléculas benéficas de fosfato de cálcio para remineralizar o esmalte dos dentes. O período de tempo recomendado para mastigar depois de comer é de aproximadamente 20 minutos. O consumo de pastilhas elásticas de xilitol durante ≥3 semanas leva a uma redução a longo e a curto prazo dos níveis de S. mutans na saliva e na placa bacteriana.[106]

Foi registada uma diminuição da incidência de cáries em crianças expostas ao uso diário de xilitol durante 12-40 meses. Os benefícios a longo prazo foram observados até 5 anos após a interrupção do uso de xilitol.[107]

Um ensaio clínico prospetivo, controlado e em dupla ocultação confirmou que os níveis de MS na placa diminuíam à medida que a exposição ao xilitol aumentava. No entanto, foi observado um efeito de patamar. O efeito preventivo da cárie foi observado como sendo de longo prazo em relação à erupção dos dentes durante o período de uso do xilitol.[108]

Um estudo entre crianças de Montreal mostrou que as crianças que mascavam pastilhas de xilitol tinham uma progressão de cárie significativamente menor após 24 meses do que aquelas que não usavam pastilhas. Estas crianças apresentaram um número significativamente maior de reversões de lesões de cárie do que o grupo de controlo, sugerindo que ocorreu remineralização.[109]

Num estudo a longo prazo, confirmou-se que, ao utilizar pastilhas elásticas com xilitol, o risco de cárie pode ser reduzido em 59% e que a altura ideal para introduzir a pastilha elástica na prevenção da cárie é pelo menos 1 ano antes da erupção dos dentes permanentes.[110]

A eficácia de várias dosagens de xilitol na goma de mascar foi estudada no crescimento de S. mutans em adultos. Num estudo realizado por Milgrom et al.[111] em 2006, foi dada uma dose diária de xilitol de 3,44 g/d, 6,88 g/d e 10,32 g/d ao primeiro, segundo e terceiro grupo, respetivamente. Não foi administrada qualquer pastilha de xilitol aos indivíduos do grupo de controlo. Foram obtidas amostras de saliva no início do estudo, bem como após 5 semanas e 6 meses de pastilha elástica com a dosagem indicada de xilitol. Observou-se que a colonização de S. mutans na placa bacteriana e na saliva diminuía com o aumento da dosagem de xilitol. Os níveis de S. mutans nos indivíduos que receberam 6,88 g e 10,32 g de xilitol por dia foram reduzidos ao longo do tempo em comparação com os indivíduos de controlo. Não houve diferença significativa entre os indivíduos que receberam 3,44 g/d e o grupo de controlo; isto indicou que os níveis de xilitol de 3,44 g/d foram insuficientes para alterar os níveis de S. mutans na placa bacteriana e na saliva. No entanto, foi evidente um efeito de planalto entre 6,88 g e 10,32 g quando se compararam as amostras de placa e saliva de 5 semanas e também em amostras de 6 meses de utilização de pastilha elástica. Este efeito de patamar não mostrou qualquer diferença significativa nos níveis de S. mutans na placa e na saliva entre as amostras de 6,88 g/d e 10,32 g/d em qualquer período de tempo; no entanto, ambos os grupos mostraram uma redução nos níveis de S. mutans na placa e na saliva em comparação com o controlo e as amostras de 3,44 g/d em qualquer período de tempo. A goma de mascar de xilitol não alterou a colonização da flora aeróbica ou facultativa; isto sugere que o xilitol afecta especificamente o S. mutans sem alterar significativamente a flora geral. A falta de diferença de efeito entre 6,88 g e 10,32 g sugere que dosagens >10,32 g não teriam qualquer efeito inibitório adicional sobre S. mutans.

7.2.2. **Xarope de xilitol:**

O xarope de xilitol é indicado para crianças pequenas com cáries precoces, uma vez que estas têm maior probabilidade de desenvolver cáries dentárias nos dentes permanentes do que as crianças sem cáries precoces. Este método de administração de xilitol é mais aceitável e seguro para bebés e crianças pequenas. Observou-se que a administração duas vezes por dia de xarope oral de xilitol numa dose diária total de 8 g era eficaz na prevenção de cáries.[112] Os estudos confirmam que o efeito anticárie é atribuído ao próprio xilitol e não às actividades de mastigação e digestão dos produtos consumidos.

O xarope tem de ser aplicado duas vezes por dia para ser eficaz, aumentando assim a adesão e o efeito terapêutico. Uma vez que o xarope de xilitol não se encontra atualmente disponível no mercado retalhista, podem ser utilizados em alternativa produtos disponíveis no mercado, como o doce de pudim e o xarope de ácer. A dose terapêutica de 4 g por dose pode, por vezes, resultar em fezes moles e diarreia.[105] Assim, um aumento gradual da dose pode aclimatizar o doente ao xilitol, reduzindo assim potenciais problemas gastrointestinais.

7.2.3. **Bochechos com xilitol:**

O efeito de uma combinação de xilitol e clorhexidina na viabilidade de S. sanguis ou S. mutans durante as fases iniciais do desenvolvimento do biofilme foi estudado em comparação com o xilitol e a clorhexidina isoladamente. A combinação xilitol/clorexidina inibiu mais os estreptococos quando comparada com o xilitol ou a clorexidina utilizados isoladamente. Esta ação sinérgica recém-descoberta pode ser utilizada em doentes com alto risco de cárie ou para reduzir a transmissão da esclerose múltipla de mãe para filho. A clorexidina isolada e as soluções de xilitol/clorexidina são eficazes tanto contra S. mutans como contra S. sanguis. O S. sanguis foi mais sensível aos efeitos anti-sépticos da clorexidina isolada, enquanto as colónias de S. mutans foram mais sensíveis à solução de xilitol/clorexidina.[113]

7.2.4. **Dentifrícios de xilitol:**

A pasta de dentes com xilitol levou a uma diminuição das colónias de S. mutans na saliva, a quantidade de saliva segregada e o aumento do valor do pH. Tem um efeito positivo na qualidade do ambiente oral e seria útil introduzi-lo em programas profilácticos.[114] Foi demonstrado que uma baixa concentração de xilitol em pastas dentífricas com flúor melhora os efeitos cariostáticos no esmalte dentário.[115] O uso sinérgico de xilitol com pequenas doses de iões de flúor ajuda no controlo das cáries e evita o contacto do flúor com o esmalte dentário durante as fases de mineralização.[116]

Remin Pro, um creme remineralizante à base de água, foi introduzido e contém hidroxiapatite, flúor e xilitol. A hidroxiapatite na pasta preenche o esmalte erodido, o flúor sela os túbulos dentinários e o xilitol actua como um agente antibacteriano. Este produto pode ser utilizado no tratamento da hipersensibilidade dentinária e na prevenção da desmineralização do esmalte, promovendo a remineralização das lesões subsuperficiais do esmalte.[117] Um estudo realizado por Heravi et al em 2018 investigou a eficácia de dois cremes remineralizantes na regressão de lesões de manchas brancas, ou seja, MI Paste Plus e Remin Pro. Descobriram que, durante um período de 3 meses, a aplicação de MI Paste Plus e Remin Pro reduziu significativamente a lesão de mancha branca e foi observado um aumento significativamente maior no conteúdo mineral das lesões de mancha branca.[118]

O Remin Pro Forte, uma nova formulação do Remin Pro, foi recentemente introduzido com os mesmos constituintes do Remin Pro, ou seja, fluoreto, hidroxiapatite, xilitol e dois ingredientes naturais (gengibre e curcuma) com efeitos antibacterianos e anticariogénicos contra S.mutans. Um estudo efectuado por Aboulnaga et al em 2022 avaliou o potencial de remineralização dos agentes remineralizadores Remin Pro Forte e Remin Pro em lesões de manchas brancas. Os resultados mostraram que, durante um período de 3 meses, tanto o Remin Pro Forte como o Remin Pro produziram uma regressão de cárie significativamente melhor e um aumento significativamente maior no conteúdo mineral das lesões de manchas brancas. Os autores concluíram que a utilização de Remin Pro Forte, em comparação com Remin Pro, duas vezes por dia, durante três meses, foi benéfica na regressão das cáries, na melhoria da cor e no aumento do conteúdo mineral das lesões de manchas brancas.[119]

7.3. DOSE:

A dose recomendada para a prevenção da cárie dentária é de 6-10 g/d. Para as pessoas com disfunção da articulação temporomandibular e que têm dificuldade em mastigar, devem ser utilizados rebuçados de xilitol em vez de pastilhas elásticas. Em doses elevadas, o xilitol pode causar diarreia em crianças com 45 g/d e 100 g/d em adultos. A quantidade tolerada varia consoante a suscetibilidade individual e o peso corporal. A maioria dos adultos pode tolerar 40 g/d.

CAPÍTULO 8

PÉPTIDO DE AUTO-MONTAGEM

A molécula de péptido auto-montante P11-4 foi objeto de um estudo aprofundado. Trata-se de um péptido sintético de 11 aminoácidos, concebido de forma racional, que sofre uma auto-montagem hierárquica em fitas, fitas, fibrilas e fibras de folha B.[120] A maioria dos péptidos auto-montantes é facilmente solúvel em água porque as suas moléculas de aminoácidos consistem em regiões hidrofílicas e hidrofóbicas alternadas que contêm 50% de resíduos carregados com superfícies polares e não polares distintas e repetições periódicas de duas a quatro vezes. A auto-montagem é acelerada por uma concentração milimolar de sal em condições de pH fisiológico, formando nanoestruturas ordenadas, como nanofibras, nanotubos e nanovesículas.[121] Existe como unímeros de conformações em espiral aleatórias em água acima de pH 7,5, mas a pH baixo adopta uma conformação em folha β antiparalela. Também se auto-monta em condições fisiológicas de uma forma dependente da concentração.

8.1. MODO DE ACÇÃO:

Aggeli et al. descreveram o modo de ação do péptido P11-4. A sua estrutura química (Ace-Gln- Gln-Arg-Phe-Glu-Trp- Glu-Phe-Glu-Gln-Gln-NH2) é composta por cinco aminoácidos: arginina, triptofano, fenilalanina, glutamina e ácido glutâmico.[122] É também designado por oligopeptídeo 104. Descreveram também que o péptido de 11 aminoácidos P11-2 é modificado para permitir a auto-montagem de péptidos em resposta a alterações de pH. Os resíduos de glutamina (Gln) do péptido P11-2 estão organizados numa ordem específica. Estes resíduos têm cadeias laterais que interagem e provocam a formação de folhas β. Ao substituir os resíduos de ácido glutâmico nas posições 5 e 7 por resíduos de glutamina, o péptido P11-4 foi induzido a permanecer monomérico a pH elevado e a transformar-se num gel nemático a pH baixo.[122]

O mecanismo de ação do péptido P11-4 (Figura 1) mostra a formação de uma unidade de auto-montagem hierárquica. Kirkham et al., em 2007, descreveram a sua conversão em nanoestruturas, construindo assim um andaime em circunstâncias ambientais adequadas.[123]

A presença de catiões e um pH baixo de 7,4 caracterizam uma lesão cariosa. O péptido P11-4 auto-monta-se nestas condições.[124] Ao submeter-se à auto-montagem numa dimensão, produz uma estrutura em folha β. As ligações de hidrogénio intermoleculares e as interacções entre as cadeias laterais estão envolvidas neste processo de auto-montagem.[123] Fan et al., em 2017, descreveram a estrutura da folha β, que é anfifílica porque tem uma sequência peptídica com aminoácidos hidrofóbicos e hidrofílicos alternados. A caraterística anfifílica da estrutura da folha β impulsiona sua propriedade de automontagem.[125]

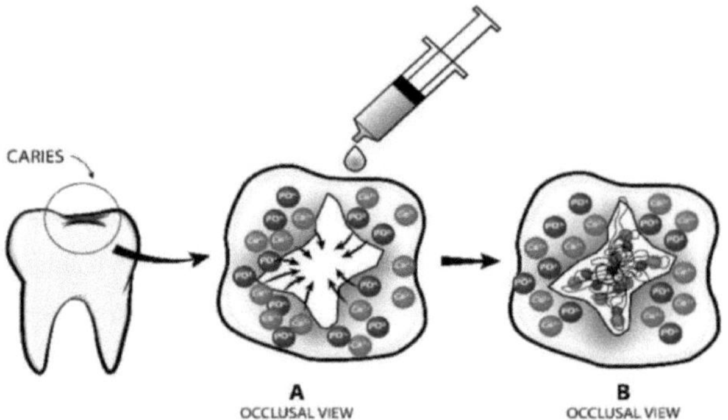

Figura 8.1 - Modo de ação do P11-4 na cárie dentária. (**A**) Os cristais de hidroxiapatite de cálcio em torno da lesão são atraídos para o interior e interagem com as moléculas de péptidos; (**B**) Formação de novos cristais de hidroxiapatite no interior da estrutura criada.

8.2. MÉTODO DE APLICAÇÃO DO PÉPTIDO P11-4:

É pertinente a remoção da película superficial com hipoclorito de sódio a 2%, seguida da aplicação de ácido fosfórico a 35% por 20 s. Após a limpeza e secagem dos dentes, a superfície deve ser avaliada quanto à presença de poros abertos. O objetivo é permitir que o material penetre na lesão e inicie o processo.[123,126] Já a fluoretação com produtos com mais de 5.000 ppm não deve ser realizada imediatamente após a aplicação. Como o processo de remineralização é dependente do tempo, é necessário administrar o péptido várias vezes ao longo de 3-6 meses para obter o efeito benéfico. No entanto, um estudo de Brunton descobriu que uma única aplicação está associada a uma regeneração significativa do esmalte, presumivelmente através da promoção da deposição de minerais no tecido subsuperficial.[124]

8.3. PROFUNDIDADE DE REMINERALIZAÇÃO APÓS APLICAÇÃO DE SEIVA:

O estudo in-vitro de Schmidlin et al.[127] mostrou o endurecimento do esmalte até à profundidade de 200 mm após a aplicação do P11-4, indicando a cristalização do mineral, que é absorvido pela superfície remineralizante.

8.3.1. Eficácia remineralizante do péptido de montagem automática:

Brunton P et al. em 2013 [124] estudaram a eficácia clínica de uma única aplicação de P11-4 em lesões precoces do esmalte acompanhadas durante 180 dias. Concluiu que o tratamento com P11-4 diminuiu significativamente o tamanho da lesão após 30 dias.

Jablonski-Momeni (2014) estudou a regeneração do tecido dentário desmineralizado em superfícies lisas, utilizando os sistemas de fluorescência DIAGNOdent (DD) e VistaProof (VP) e MEV in vitro. Verificou que o P11-4 provou ser eficaz e as imagens de SEM revelaram grandes áreas de superfície de esmalte remineralizado em 93% das amostras.[128]

Deyhle. H et al. em 2015 estudaram a quantificação da remineralização de lesões de cárie artificial na subsuperfície do esmalte em molares humanos usando microCT in vitro. Verificaram que o coeficiente médio de mineralização atingiu 35,5% para o espécime tratado com peptídeos em comparação com 11,5% para o controlo.[129]

Golland (2017) estudou o potencial de remineralização de uma única aplicação de P11-4 ou solução ácida de flúor utilizando a fluorescência quantitativa induzida por luz (QLF) in vitro no esmalte bovino. Descobriu que a aplicação de péptidos de auto-montagem em esmalte bovino desmineralizado não levou a um aumento da fluorescência utilizando QLF, indicando falta de remineralização ou cristais irregulares.[130]

Marcus et al (2018) realizaram um estudo clínico para investigar o gel de matriz peptídica auto-montante (SAPM) em comparação com a pasta de dentes com arginina e carbonato de cálcio a 8% para o tratamento da hipersensibilidade dentinária. Os resultados mostraram uma redução significativa da hipersensibilidade dentinária, com o questionário do paciente indicando maior satisfação do paciente.[131]

Schlee et al (2018) estudaram o efeito do P11-4 em lesões cariosas proximais iniciais não cavitadas 12 meses após o tratamento. Neste estudo, as análises radiográficas e de subtração digital sugeriram que as lesões cariosas iniciais proximais podem regredir após o tratamento com P11-4.[132]

De souza et al., em 2019, estudaram a interação in vitro do P11-4 com os componentes orgânicos da dentina e o seu efeito na atividade proteolítica, nas propriedades mecânicas da interface de ligação e na avaliação da nanoinfiltração na dentina artificial afetada por cáries. Verificaram que o P11-4 se liga às fibras de colagénio tipo I, aumentando a sua largura de 214 ± 4 nm para 308 ± 5 nm. Também aumentou a sua resistência contra a atividade proteolítica das colagenases. Verificou-se um aumento da resistência à microtração da interface de ligação, atingindo valores próximos da dentina sã; no entanto, diminuiu após seis meses de armazenamento em água.[133]

Ustun et al, em 2019, compararam o P11-4 com o fluoreto de fosfopeptídeo de caseína-fosfato de cálcio amorfo (CPP-ACFP) e o fluoreto de sódio (NaF) em lesões de cárie artificiais utilizando o DIAGNOdent e a tomografia microcomputada (microCT) in vitro e concluíram que o P11-4 apresentou a melhor eficácia de remineralização, seguido do CPP-ACFP e do NaF134.

Stoleriu et al (2019) estudaram a capacidade do P11-4 para remineralizar as lesões de cárie incipientes agudas e crónicas. Descobriram que a utilização de péptidos de auto-montagem em lesões de cárie de mancha branca e mancha castanha aumentou a dureza destas lesões nas camadas mais profundas até 275 μm.[135]

Jablonski-Momeni (2019) estudou a capacidade in situ do P11-4 (SAPM) para remineralizar lesões de cárie iniciais artificiais em comparação com o verniz de flúor no esmalte bovino exposto ao ambiente oral humano. Os autores concluíram que o P11-4 (contendo flúor) demonstrou um potencial de remineralização superior em comparação com o verniz de flúor isolado e tem um potencial acrescido em pacientes com elevado risco de cárie.[136]

Doberdoli D. (2020) estudou a eficácia in vivo do péptido automontante monomérico P11-4 (SAP P11-4) em combinação com verniz de flúor ou matriz polimérica de péptido automontante (SAPM) no tratamento de cáries oclusais não cavitadas. Concluiu que as alterações de fluorescência a laser demonstraram resultados superiores para o P11-4 com flúor e o SAP P11-4 com SAPM em comparação com o controlo (apenas flúor). Os códigos

ICDAS-II e a Atividade de Cárie Nyvad no dia 360 também mostraram uma inativação superior da cárie.[137]

Gill.R.G (2020) estudou a capacidade de um P11-4 com fosfato de cálcio em ocluir eficazmente os túbulos dentinários em comparação com outras pastas dentífricas dessensibilizantes in vitro. Concluiu que o P11-4 demonstrou uma redução mais significativa no número de túbulos abertos em comparação com os outros dentífricos dessensibilizantes.[138]

Jablonski-Momeni (2020) estudou a remineralização in vitro de lesões de cárie do esmalte utilizando o péptido auto-montante P11-4 associado a flúor, CPP-ACP e vidro bioativo. Os resultados mostraram que o rácio médio de percentagem de peso de cálcio/fosfato do P11-4 era significativamente mais baixo do que o dos outros.[139]

Kondelova et al (2020) estudaram a eficácia in vivo do péptido auto-montante P11-4 em comparação com placebo ou verniz fluoretado. Os autores concluíram que o tratamento com P11-4 resultou numa regressão superior da cárie em comparação com o placebo ou o verniz fluoretado.[140]

Tripati et al (2021) estudaram a eficácia remineralizante do NovaMin, CPP-ACP, fluoreto de diamina de prata (SDF) e P11-4. Os autores verificaram que os peptídeos auto-montantes mostraram uma remineralização máxima nos espécimes testados, seguidos pelo CPP-ACP, SDF e NovaMin.[141]

CAPÍTULO 9

EXTRACTO DE IOGURTE

O leite e os produtos lácteos libertam cálcio e fósforo e, com o aumento das suas concentrações na placa dentária, inibem a desmineralização e favorecem a remineralização através de um efeito de ião comum.[142] As proteínas do leite inibem a desmineralização do esmalte ao serem adsorvidas na superfície do esmalte. As enzimas do leite também desempenham um papel na diminuição do crescimento de bactérias cariogénicas. Em pH ácido, os iões de cálcio são libertados do iogurte e, assim, ajudam na remineralização do esmalte.[143]

Uma vez que o leite e o iogurte têm componentes semelhantes, pode supor-se que os mecanismos pelos quais o iogurte pode ter um efeito protetor contra a cárie dentária são os mesmos do leite. A composição final do iogurte é influenciada pelas espécies e estirpes de bactérias utilizadas na fermentação, pela fonte e tipo de sólidos do leite que podem ser adicionados antes da fermentação e pela temperatura e duração do processo de fermentação. O teor proteico do iogurte é geralmente mais elevado do que o do leite devido à adição de leite seco magro durante o processamento e a concentração, o que aumenta o teor proteico do produto final. Além disso, o iogurte é uma excelente fonte de cálcio e fósforo. A fermentação tem pouco efeito sobre o conteúdo mineral do leite e, por conseguinte, o conteúdo mineral total permanece inalterado no iogurte. Além disso, devido ao pH mais baixo do iogurte em comparação com o do leite, o cálcio está presente no iogurte principalmente numa forma iónica.[144]

Curiosamente, a concentração de CPPs no iogurte é mais elevada do que no leite, devido à atividade proteolítica dos microrganismos contidos no iogurte.[145] O consumo de produtos probióticos, como o iogurte que contém microrganismos vivos, pode melhorar o estado da saúde oral. Um estudo invitro realizado por Varghese et al.[146] testou a eficácia do extrato de iogurte como agente de proteção do esmalte dentário contra a desmineralização. Foram preparadas quatro soluções desmineralizantes: S1: ácido lático (AL) a pH 4,8; S2: AL a pH 3,97; S3: LA + sobrenadante de iogurte (YS) a pH 4,8; S4: LA + YS em pH 3,97. Os resultados mostraram uma diferença estatisticamente significativa entre os grupos em termos de área de lesão. Os autores concluíram que o extrato de iogurte foi eficaz na inibição da desmineralização do esmalte. Outro estudo realizado por Murugesh et al.[147] mostrou que o extrato de iogurte aumenta a secreção de saliva, o que pode contribuir para as suas propriedades remineralizantes. O papel positivo do iogurte na secreção salivar, independentemente do seu sabor ácido ou pH. O pH não é o único fator responsável pelo aumento da secreção de saliva. O iogurte contém iões como o sódio, o potássio, o cálcio e o fósforo. O efeito de aumento da produção de saliva pode estar relacionado com os iões de sódio e cálcio no iogurte, ou talvez o iogurte tenha aumentado a secreção de saliva através de mecanismos farmacológicos. [148]

O equilíbrio entre os factores de proteção, como o elevado teor de iões de cálcio e fosfato, a sua capacidade de tamponamento e o teor de fosfopeptídeos de caseína (CPPs) e o açúcar/ácidos é fundamental para determinar se o produto pode pôr em risco a saúde oral. Existem alguns relatórios sobre as potenciais propriedades cariogénicas/erosivas de produtos de iogurte processado com pH baixo, particularmente aqueles com adição de açúcar.

Numa investigação comparativa, Ravishankar et al. avaliaram a forma como a ingestão de vários produtos lácteos afectava o pH, o cálcio e os níveis de fósforo na placa dentária humana. Os autores concluíram que, com base nas alterações do pH da placa e nas quantidades elevadas de cálcio e fósforo, era improvável que os produtos de iogurte sem adição de açúcar (sacarose) fossem cariogénicos.[149]

No entanto, Moeiny et al. avaliaram o impacto do consumo de iogurte simples e com sabor a fruta, juntamente com uma solução de sacarose a 10%, no pH da placa bacteriana e descobriram que a ingestão de iogurte com sabor a fruta resultou no valor de pH mais baixo, que foi posteriormente seguido pelo iogurte simples e pela solução de sacarose a 10%. Os autores concluíram que tanto o iogurte com sabor a fruta como o iogurte simples poderiam ser considerados potencialmente cariogénicos, uma vez que o pH da placa diminuiu para um valor abaixo do pH crítico para a desmineralização do esmalte.[150] Esta descoberta sugere que os iogurtes altamente processados podem ser prejudiciais para os dentes e, por isso, há necessidade de mais estudos para determinar o potencial cariogénico/erosivo dos produtos de iogurte processados, particularmente aqueles com adição de açúcar.

Shen P et al. em 2020, realizaram um estudo in-vitro para avaliar a capacidade do CPP-ACP adicionado a um iogurte processado para inibir a desmineralização da subsuperfície do esmalte e promover a remineralização da subsuperfície do esmalte. Investigaram o efeito do iogurte processado em saliva artificial, na ausência e presença de CPP-ACP, na desmineralização/remineralização das lesões da subsuperfície do esmalte. Os resultados mostraram que o iogurte sozinho em saliva artificial produziu uma desmineralização significativa da subsuperfície do esmalte sob as condições experimentais e a adição de 0,2% de CPP-ACP ao iogurte resultou numa redução significativa da desmineralização em comparação com o iogurte sozinho. A adição de 0,5% de CPP-ACP ao iogurte produziu um efeito líquido de remineralização com um aumento significativo no conteúdo mineral da lesão. O estudo sugeriu que alguns iogurtes processados com adição de açúcar podem resultar em desmineralização do esmalte quando consumidos frequentemente por indivíduos com má higiene oral. A adição de CPP-ACP a estes iogurtes pode ajudar a prevenir a desmineralização e promover a remineralização da lesão subsuperficial do esmalte, tornando-os assim mais seguros para os dentes. [151]

CAPÍTULO 10

OOBROMINA

A teobromina é um alcaloide amargo da família das metil-xantinas, que inclui também os compostos semelhantes da teofilina e da cafeína (William, 1943). É o principal alcaloide do chocolate e do cacau, e encontra-se na árvore Theobroma cacao. A teobromina está presente no chocolate em doses que são seguras para o consumo em grandes quantidades.[152]

A teobromina melhora a cristalinidade da apatite e a resistência à dissolução no esmalte, de acordo com dados in vivo de testes em ratos (Nakamoto et al, 1999; Nakamoto et al, 2001). Dado o seu elevado teor de sacarose, o chocolate pode não ser tão cariogénico como se pensava anteriormente. No estudo de Vipeholm, os pacientes que receberam chocolate todos os dias entre as refeições tinham mais cáries do que o grupo de controlo, mas não tão alto como aqueles que receberam sacarose sob a forma de caramelos ou caramelos (Gustaffson et al, 1954).[153]

Os efeitos farmacológicos da teobromina são semelhantes aos da teofilina e da cafeína, as outras metilxantinas. Estes efeitos incluem a produção de diurese, a ativação do músculo cardíaco e a estimulação do sistema nervoso central. Todos os produtos de cacau contêm teobromina. Numa investigação realizada por Resman et al. em 1977, seis mães lactantes ingeriram 113 gramas de chocolate de leite Hershey's, que continha 240 miligramas de teobromina. Um recém-nascido pode consumir cerca de 10 mg de teobromina por dia se a mãe consumir uma barra de chocolate de 4 onças de seis em seis horas e se a criança for amamentada quando a concentração de teobromina no leite for mais elevada. Quatro onças de chocolate de leite Hershey's têm aproximadamente a mesma quantidade de teobromina (240 mg) que uma dose médica.[154]

Kargul et al, em 2012, realizaram um estudo invitro para investigar o efeito da teobromina, que é a principal espécie de xantina no Theobroma cacao, em duas concentrações na dureza da superfície e na topografia do esmalte humano. Incluíram vinte e quatro terceiros molares humanos recentemente extraídos e armazenados em água destilada com solução de timol a 0,1% à temperatura ambiente antes das experiências. As amostras de esmalte foram então tratadas com uma camada de teobromina em duas concentrações 100 mg/l ou 200 mg/l em

47

água destilada durante 5 min. As superfícies de esmalte do grupo de controlo não receberam teobromina. Foram depois mantidas em água destilada durante 1 semana e sujeitas a análise SEM. Após as medições de microdureza de base, foram incubadas em 100 ou 200 mg/l de teobromina durante 5 min. O grupo de controlo foi mantido em água destilada.

Os resultados mostraram que a SMH apresentou diferenças estatisticamente significativas entre a linha de base, após a desmineralização e após a teobromina 100 mg/l. As diferenças entre a linha de base, após a desmineralização e após a teobromina 200 mg/l também foram estatisticamente significativas. Registaram-se igualmente diferenças estatisticamente significativas entre a linha de base, após a desmineralização e após a remineralização. A SMH mostrou que a teobromina a 200 mg/l protegeu melhor os espécimes de esmalte do que a teobromina a 100 mg/l. Os autores concluíram que foi encontrada uma proteção consistente e notável da superfície do esmalte com a aplicação de teobromina.[152]

Amaechi et al, em 2013, realizaram um estudo invitro para investigar o potencial de remineralização da teobromina em comparação com um dentífrico padrão de NaF. Produziram três blocos de dentes de cada um dos 30 dentes e foram atribuídos a três agentes remineralizadores: (1) saliva artificial; (2) saliva artificial com teobromina (0,0011 mol/l), e (3) pasta dentífrica de NaF (0,0789 mol/l F). A remineralização foi conduzida utilizando um modelo de ciclo de pH com armazenamento em saliva artificial. Após um ciclo de 28 dias, as amostras foram analisadas através de espetroscopia de dispersão eletrónica (EDS), microradiografia transversal (TMR) e microdureza superficial (SMH). Os resultados mostraram que a SMH indicou remineralização significativa apenas com a teobromina e o creme dental. Com TMR, a teobromina e a pasta de dentes exibiram um ganho mineral significativamente maior em relação à saliva artificial. Com SMH e TMR, a remineralização produzida pela teobromina e pela pasta de dentes não foi significativamente diferente. Com EDS, a deposição de cálcio foi significativa em todos os grupos, mas não foi significativamente diferente entre os três grupos. Os autores concluíram que a teobromina em um meio formador de apatita pode aumentar o potencial de remineralização do meio.[155]

O impacto de várias concentrações de teobromina nas superfícies do esmalte não foi investigado, apesar de alguns resultados encorajadores na literatura. A investigação futura no campo da medicina dentária deve ter em conta a teobromina para uma variedade de objectivos.

CAPÍTULO 11

AGENTES REMINERALIZANTES NÃO FLUORETADOS À BASE DE PLANTAS

11.1. EXTRACTO DE GRAINHA DE UVA

O GSE contém 98% de proantocianidina (PA). A PA, amplamente disponível em frutos, legumes, nozes, sementes e flores, é um metabolito natural das plantas, antioxidante e eliminador de radicais livres. A estrutura da molécula grande da PA, um bioflavonoide, é constituída por flavina. Verificou-se que o AF de frutas e legumes impede a produção de ácido pelo Streptococcus mutans, bem como o aumento da síntese de colagénio, impedindo a conversão de colagénio solúvel em insolúvel.[156] O AF é uma mistura de monómeros, oligómeros e polímeros de flavan-3-ols (conhecidos como catequinas), que são omnipresentes nas plantas. Amplamente utilizados como antioxidantes naturais e eliminadores de radicais livres, os AF provaram ser seguros em várias aplicações clínicas e como suplementos dietéticos157.

O GSE pode afetar positivamente o processo de remineralização através de dois mecanismos distintos. Primeiro, o GSE pode contribuir para a deposição de minerais na camada superficial da lesão. Embora não tenha sido apresentado, o GSE formou complexos insolúveis quando misturado com a solução remineralizante a pH 7,4. Estes complexos permaneceram visualmente insolúveis num intervalo de pH de 2-7 (dados não apresentados).[158] Assim, é provável que após o tratamento com GSE, este último presente na lesão possa combinar-se com o Ca^{2+} da solução remineralizante, aumentando assim a remineralização. Em segundo lugar, o GSE pode interagir com a porção orgânica da dentina radicular através da interação PA-colagénio, estabilizando assim a matriz de colagénio exposta. Foi sugerido que as interacções entre o AP e as proteínas envolvem interacções covalentes, iónicas, de ligação de hidrogénio ou hidrofóbicas.[159]

Bedran-Russo et al.[160] relataram que o tratamento com GSE aumentou significativamente a resistência à tração final da dentina desmineralizada, indicando o potencial do GSE para induzir ligações cruzadas no colagénio da dentina. A dentina tratada com GSE demonstrou um aumento no valor de microdureza e uma banda de precipitação mais larga. Este efeito não foi contribuído pelo flúor, uma vez que a concentração de flúor na solução de GSE a 6,5% foi inferior a 0,01 ppm. Assim, o potencial efeito remineralizante do GSE pode também ser atribuído às alterações na matriz orgânica, especificamente pela presença de novas ligações cruzadas de colagénio induzidas. Foi relatado que a presença de ligações cruzadas de colagénio exógeno aumenta a estabilidade do colagénio ao reduzir a degradação enzimática.[161,162] São necessários mais estudos envolvendo microradiografia e microscopia eletrónica para confirmar a deposição de minerais na camada superficial da lesão. Um estudo realizado por Xie et al.[163] verificou que as amostras tratadas com GSE e flúor apresentaram valores de microdureza significativamente superiores quando comparadas com o grupo de controlo (sem tratamento). Também não houve diferença estatisticamente significativa entre o grupo tratado com flúor e com GSE. O valor da dureza aumentou de acordo com o aumento da profundidade abaixo da superfície, independentemente do grupo avaliado.

11.2. EXTRACTO DE FOLHAS DE PSIDIUM CATTLEIANUM

A Psidium cattleianum é também conhecida como goiaba morango. Pertence à família Myrtaceae e é nativa da América tropical. As plantas da espécie Psidium (Psidium spp.) são tradicionalmente utilizadas para tratar várias doenças em todo o mundo, e os efeitos antibacterianos destas plantas foram testados contra bactérias que causam diarreia ou infecções oportunistas.[164] Estudos anteriores mostram que os extractos de folhas de plantas desta família, como a P. guajava, também são capazes de reduzir a gengivite e a halitose. Os principais agentes activos presentes na P.cattleianum são os flavonóides. Estes flavonóides, (predominantemente kaempferol, quercetina e cianidina), e o tanino (ácido elágico) possuem atividade antibacteriana. Estes extractos de folhas não contêm quantidades detectáveis de cálcio, fosfato ou fluoreto. O extrato de folhas de P. cattleianum actua inibindo a expressão de proteínas relacionadas com o metabolismo geral, especialmente o metabolismo dos hidratos de carbono dos biofilmes de S. mutans. Como resultado, as proteínas associadas à membrana, como as glicosiltransferases, também são inibidas. Brighenti et al.[165] realizaram um estudo e concluíram que o Psidium cattleianum auxilia na remineralização do esmalte in situ. Crivelaro de Menezes TE et al.[166] observaram que o extrato aquoso de Psidium cattleianum melhora a remineralização do esmalte através do aumento da microdureza. Entretanto, esse extrato não foi avaliado em condições semelhantes ao ambiente bucal.

11.3. HESPERIDINA

A hesperidina (HPN) é um flavanoneglucósido e foi isolada pela primeira vez por Lebreton a partir do interior branco das cascas de citrinos. Actua através da interação com a matriz de colagénio e induz a remineralização. Isto resulta na estabilidade da matriz de colagénio e promove a remineralização, uma vez que a matriz de colagénio actua como um andaime para a deposição de minerais. De acordo com o estudo realizado por Md.Sofiqul et al.[167] , investigaram os efeitos da hesperidina, um flavonoide cítrico, na desmineralização da dentina radicular humana e na preservação do colagénio, e compararam-na com a clorexidina e o extrato de semente de uva. Eles concluíram que o grupo da hesperidina mostrou o valor mais baixo na profundidade da lesão e na perda mineral, indicando que a hesperidina inibiu a desmineralização e provavelmente melhorou a remineralização mesmo sob condições sem flúor.[168] Também foi relatado que a HPN reduziu a suscetibilidade da lesão de dentina à desmineralização dependente de ácido com o potencial de promover o processo de remineralização.[169] Dentro dos limites dos estudos invitro realizados, a HPN pode ter o potencial de promover o processo de remineralização. O mecanismo bioquímico da HPN não foi investigado e a sua aplicação em medicina dentária não foi desenvolvida. São necessários mais estudos para elucidar o modo de ação da HPN no tecido dentário humano.

CAPÍTULO 12

RESUMO E CONCLUSÃO

Os agentes remineralizantes fazem parte de uma nova era da medicina dentária que visa controlar o ciclo de desmineralização/ remineralização e fazer pender a balança para a remineralização, dependendo do microambiente em redor do dente. A lógica destes agentes é a remineralização de lesões brancas precoces, cariosas e não cariosas, defendendo uma abordagem biológica ou terapêutica em vez da tradicional abordagem cirúrgica/restauradora. Com uma compreensão mais clara destes agentes remineralizadores e das novas tecnologias acessíveis aos dentistas, podemos prestar cuidados dentários preventivos utilizando métodos minimamente invasivos.

CAPÍTULO 13

BIBLIOGRAFIA

1. Winston AE, Bhaskar SN. Prevenção de cáries no século XXI. J Am Dent Assoc. 1998 Nov;129(11):1579-87.

2. Pitts, N., Zero, D., Marsh, P. et al. Cárie dentária. Nat Rev Dis Primers 3, 17030 (2017).

3. Relatório global sobre o estado da saúde oral: rumo à cobertura universal de saúde oral até 2030. Genebra: Organização Mundial da Saúde; 2022.

4. Bali RK, Mathur VB, Talwar PP, Chanana HB. National Oral Health Survey and Fluoride mapping 2002-2003 India. A Report by the Dental Council of India.

5. Pandey P, Nandkeoliar T, Tikku AP, Singh D, Singh MK. Prevalência de cáries dentárias na população indiana: Uma revisão sistemática e meta-análise. J Int Soc Prevent Communit Dent 2021;11:256-65.

6. Daculci G, Menanteau J, Kerebel LM, Mitre D. Comprimento e forma dos cristais de esmalte. CalcifTiss Int 1984; 36: 550-5.

7. Loesche WJ. Microbiologia da cárie dentária e da doença periodontal. In: Baron S, editor. Microbiologia Médica. 4ª edição. Galveston (TX): University of Texas Medical Branch at Galveston; 1996. Capítulo 99.

8. Ekstrand KR, Nielsen LA, Carvalho JC, Thylstrup A. Placa dentária e cárie nas superfícies oclusais dos primeiros molares permanentes em relação à oclusão sagital. Scand J Dent Res. 1993 Feb;101(1):9- 15.

9. Holmen L, Thylstrup A, Artun J. Alterações da superfície durante a paragem de lesões cariosas activas do esmalte in vivo. Um estudo ao microscópio eletrónico de varrimento. Ata Odontol Scand. 1987 Dec;45(6):383- 90.

10. Warreth A, Abuhijleh E, Almaghribi MA, Mahwal G, Ashawish A. Perda da superfície dentária: Uma revisão da literatura. Saudi Dent J. 2020 Feb;32(2):53-60. doi: 10.1016/j.sdentj.2019.09.004. Epub 2019 Sep 24.

11. Mizuhashi T, Suga S. Investigações microradiográficas de alterações cariosas no esmalte em secções de solo feitas perpendicularmente ao eixo do dente. Shigaku 1990 Ago;78(2):283-312.

12. Orams HJ, Phakey PP, Rachinger WA, Zybert JJ. Ultrastructural changes in the

translucent and dark zones of early enamel caries (Alterações ultra-estruturais nas zonas translúcidas e escuras da cárie precoce do esmalte). J Oral Pathol. 1980 Jan;9(1):54-61.

13. Fejerskov O, Kidd E. Cárie dentária: A doença e a sua gestão clínica. 2ª ed. Oxford: Blackwell Munksgaard Ltd;c2003

14. Jaime Aparecido Cury, Livia Maria Andalo Tenuta. Remineralização do esmalte: controle da doença cárie ou tratamento de lesões precoces de cárie? Braz. oral res.2009;23:23-30.

15. Kawasaki. K, Ruben.J, Tsuda.H, Huysmans. M.C.D.e Takagi.O. Relação entre Distribuições Minerais em Lesões Dentárias e Remineralização Subsequente in vitro. Caries Res 2000;34:395-403

16. Goswami M, Saha S, Chaitra TR. Últimos desenvolvimentos em tecnologias de remineralização não fluoretadas. J Indian Soc Pedod Prev Dent 2012;30(1):2-6

17. Oznurhan F, Keskus B (2019) Actividades de remineralização de materiais bioactivos e produtos nanotecnológicos utilizados em Odontopediatria. J Dent Oral Care Med 5(2): 201

18. Rani R, Singhal R, Singhal P, Namdev R, Sikk N, Jha S, et al. Prevalência de fluorose dentária e cárie dentária em áreas endémicas de fluoreto do distrito de Rohtak, Haryana. J Indian Soc Pedod Prev Dent. 2022;40(2):140-5.

19. Kalra DD, Kalra RD, Kini PV, et al. Nonfluoride remineralisation: an evidence - based review of contemporary technologies. Journal of Dental and Allied Sciences 2014;3(1):24-33.

20. Soi S, Vinayak V, et al. Fluoretos e o seu papel na desmineralização e remineralização. J Dent Sci Oral Rehabil. 2013 Jul-Sep;:19-21.

21. Duckworth RM. Farmacocinética na cavidade oral: fluoreto e outros ingredientes activos; em van Loveren C: pastas de dentes. Monogr Oral Sci. 2013;23:121-135.

22. Pradubboon SS, Hamba H, et al. O elixir bucal com fluoreto de sódio utilizado duas vezes por dia aumentou a remineralização de lesões de cárie incipientes num modelo de otu. J Dent March. 2014;42(3):271-278.

23. Mehta A, Paramshivam G, et al. Effect of light-curable fluoride varnish on enamel demineralisation adjacent to orthodontic brackets: an in vivo study. Am J Orthod Dentofacial Orthop. 2015;148(5):814-820.

24. Zero DT, Hara AT, Kelly SA, Gonzalez-Cabezas C, Eckert GJ, Barlow AP, Mason SC. Avaliação de um dentifrício de teste dessensibilizante utilizando um modelo de remineralização por erosão in situ. J Clin Dent. 2006; 17(4):112-6

25. Tung MS, Eichmiller FC. Aplicações dentárias de fosfatos de cálcio amorfos. J Clin

Dent. 2003; 10:1- 6.

26. Du M, Tai BJ, Jiang H, Zhong J, Greenspan D, Clark A. Eficácia do dentífrico contendo vidro bioativo (NovaMin) na hipersensibilidade da dentina. J Dent Res. 2004; 83:13-5.

27. Narayana SS, Deepa VK, Ahamed S, Sathish ES, Meyappan R, Satheesh KS. Eficiência de remineralização do vidro bioativo e do fosfato tricálcico em lesões de cárie induzidas artificialmente - um estudo in vitro. J Indian Soc Pedod Prev Dent. 2014; 32(1):19-25.

28. Sullivan R, Charig A, Blake J, Zhang Y, Miller S, Strannick M, Gaffar A, Mirgolis H. Deteção in vivo de cálcio a partir de fosfato dicálcico di-hidratado dentrificado em esmalte humano desmineralizado e placa bacteriana. Adv Dent Res. 1997; 11(4):380-387.

29. Amin M, Mehta R, et al. Avaliação da eficácia da pasta de nano-hidroxiapatite disponível no mercado e do péptido de auto-montagem como agente dessensibilizante. Adv Oral Biol. 2015; 5(1):34-8.

30. Miake Y, Saeki Y, Takahashi M, Yanagisawa T. Efeitos de remineralização do xilitol no esmalte desmineralizado. J Electron Microsc 2003; 52(5):471-6.

31. McDougall WA. Efeito do iogurte na desmineralização e remineralização do esmalte in vitro. Caries Res. 1977; 11:166-72.

32. Zhao W, Xie Q, Bedran-Russo AK, Pan S, Ling J, Wu CD. O efeito preventivo do extrato de semente de uva na progressão da cárie do esmalte artificial num modelo de cárie induzida por biofilme microbiano. J Dent. 2014; 42(8):1010- 8.

33. Brighenti FL, Gaetti-Jardum E Jr, Danelon M, Delbem AC. Efeito do extrato da folha de psidium cattleianum na desmineralização do esmalte e na composição do biofilme dental in situ. Arch Oral Biol. 2012; 57(8):1034-40.

34. Islam MS, Hiraishi N, Nassar M, Sono R, Otsuki M, Takatsura T, Yiu C, Tagami J. Efeito in vitro da hesperidina no colagénio da dentina radicular e na des/remineralização. Dent Mater J. 2012; 31(3):362

35. Swaisgood H. Química da proteína do leite. In: Fox PF, ed. Developments in dairy chemistry-1: proteins. Londres, Reino Unido: Elsevier Science Publishing Co.; 1982.

36. Holt C, Wahlgren NM, Drakenberg T. Ability of a beta-casein phosphopeptide to modulate the precipitation of calcium phosphate by forming amorphous dicalcium phosphate nanoclusters. Biochem J 1996;314:1035-9.

37. Gurunathan D, Somasundaram S, Kumar S. Fosfopeptídeo de caseína - fosfato de cálcio amorfo: um agente remineralizante do esmalte. Aust Dent J. 2012 Dec;57(4):404-8.

38. Reynolds EC. Complexos anticariogénicos de fosfato de cálcio amorfo estabilizados por fosfopeptídeos de caseína: uma revisão. Spec Care Dentist 1998;18:8-16.

39. Azarpazhooh A, Limeback H. Eficácia clínica dos derivados da caseína: uma revisão sistemática da literatura. J Am Dent Assoc 2008;139:915-24; quiz 994-5.

40. Philip N, Walsh L. Os potenciais efeitos ecológicos do fosfopeptídeo de caseína fosfato de cálcio amorfo na prevenção da cárie dentária. Aust Dent J. 2018 Oct; 64(1):66-71.

41. Reynolds EC. Fosfopeptídeo de caseína-fosfato de cálcio amorfo: a evidência científica.Adv Dent Res. 2009;21(1):25-9.

42. Gagnaire V, Pierre A, Molle D, Leonil J. Fosfopeptídeos que interagem com fosfato de cálcio coloidal isolado por hidrólise tríptica de micelas de caseína bovina. J Dairy Res 1996;63:405-22.

43. Walsh LJ. O estado atual dos cremes dentários para a remineralização do esmalte. Dental Inc 2009;2:38-2.

44. Pukallus ML, Plonka KA, Holcombe TF, Barnett AG, Walsh LJ, Seow WK. Um ensaio controlado randomizado de um creme CPP-ACP de 10% para reduzir a colonização por estreptococos mutans. Pediatr Dent 2013;35:550-5.

45. Rose RK. Características de ligação do Streptococcus mutans ao cálcio e ao fosfopeptídeo de caseína. Caries Res 2000;34:427-31.

46. Schüpbach P, NeeserJ R , Golliard M , Rouvet M , Guggenheim B. A incorporação do caseinoglicomacropeptídeo e do caseinofosfopeptídeo na película salivar inibe a aderência dos estreptococos mutans. J Dent Res 1996;75:1779-88.

47. Reema S D, Lahiri P K , Roy S S . Revisão dos fosfopeptídeos de caseína - fosfato de cálcio amorfo. Chin J Dent Res 2014;17:7-14.

48. Gupta R, Prakash V. O complexo CPP-ACP como um novo agente adjuvante para a remineralização: A review. Oral Health Prev Dent 2011;9:151-65.

49. Roberts AJ. Papel dos modelos na avaliação de novos agentes para a prevenção da cárie - Sistemas não fluoretados. Adv Dent Res 1995;9:304-11.

50. Iijima Y, Cai F, Shen P, Walker G, Reynolds C, Reynolds EC. Resistência ácida de lesões subsuperficiais de esmalte remineralizadas por uma pastilha elástica sem açúcar contendo fosfopeptídeo de caseína - fosfato de cálcio amorfo. Caries Res 2004;38:551-6.

51. Reynolds EC. Remineralização de lesões subsuperficiais do esmalte por soluções de fosfato de cálcio estabilizadas com fosfopeptídeo de caseína. J Dent Res 1997;76:1587-95.

52. Morgan MV, Adams GG, Bailey DL, Tsao CE, Fischman SL, Reynolds EC. O efeito

anticariogénico da goma de mascar sem açúcar contendo nanocomplexos de CPP-ACP na cárie aproximada determinada usando radiografia digital bitewing. Caries Res 2008;42:171-84.

53. Shen P, Cai F, Nowicki A, Vincent J, Reynolds EC. Remineralização de lesões subsuperficiais do esmalte por pastilha elástica sem açúcar contendo fosfopeptídeo de caseína - fosfato de cálcio amorfo. J Dent Res 2001;80:2066-70.

54. Reynolds EC, Cai F, Shen P, Walker GD. Retenção na placa bacteriana e remineralização de lesões de esmalte por várias formas de cálcio num elixir bucal ou numa pastilha elástica sem açúcar. J Dent Res 2003;82:206-11.

55. Cai F, Shen P, Morgan MV, Reynolds EC. Remineralização de lesões subsuperficiais de esmalte in situ por pastilhas sem açúcar contendo fosfopeptídeo de caseína-fosfato de cálcio amorfo. Aust Dent J 2003;48:240-3

56. Hay KD, Thomson WM. A clinical trial of the anticaries efficacy of casein derivatives complexed with calcium phosphate in patients with salivary gland dysfunction (Um ensaio clínico da eficácia anticárie de derivados de caseína complexados com fosfato de cálcio em pacientes com disfunção das glândulas salivares). Oral Surg Oral Med Oral Pathol Oral Radiol Endod 2002;93:271-5.

57. Oshiro M, Yamaguchi K , Tak amizawa T, I nage H, Watanabe T, Irokawa A, et al. Efeito da pasta CPP-ACP na mineralização dos dentes: um estudo FE-SEM. J Oral Sci 2007;49:115-20.

58. World Wellness Centre - MI Paste. Disponível em: http://www. worldwellnessstore.com/blog/mi_paste/. [Último acesso em 2016 Jan 05].

59. Kolahi J, Fazilati M, Kadivar M. Towards tooth friendly soft drinks. Med Hypotheses 2009;73:524-5.

60. Mazzaoui SA, Bur row MF, Tyas MJ, Dashper SG, Eakins D, Reynolds E C. Incorporação de fosfopeptídeo de caseína - fosfato de cálcio amorfo num cimento de ionómero de vidro. J Dent Res 2003;82:914-8.

61. Zalizniak I, Palamara JE, Wong RH, Cochrane NJ, Burrow MF, Reynolds EC. Libertação de iões e propriedades físicas do GIC modificado com CPP-ACP em soluções ácidas. J Dent 2013;41:449-54.

62. Wong RH, Palamara JE, Wilson PR, R eynolds EC, Burrow MF. Efeito da adição de CPP-ACP nas propriedades físicas de cimentos temporários de óxido de zinco sem eugenol. Dent Mater 2011;27:329-38.

63. Shadman N, Ebrahimi SF, Shoul MA, Sattari H. Avaliação in vitro do efeito do fosfopeptídeo de caseína-fosfato de cálcio amorfo na resistência ao cisalhamento de adesivos dentários ao esmalte. Dent Res J (Isfahan) 2015;12:167-72.

64. Unal M, Oztas N. Capacidade de remineralização de três selantes de fissuras com e sem ozono gasoso em cáries incipientes não cavitadas de fossas e fissuras. J Clin Pediatr Dent 2015;39:364-70.

65. Bussadori KS, Santos EM, Guedes CC, Motta LJ, Fernandes KPS, Mesquita-Ferrari RA, et al.Avaliação da citotoxicidade da pasta de fosfopeptídeo de caseína-fosfato de cálcio amorfo (CPP-ACP). Conscientiae Saúde 2010;9:354-9.

66. Gabinete de Aprovação Pré-comercialização, Centro de Segurança Alimentar e Nutrição Aplicada. Carta de resposta da Agência ao aviso GRAS n.º GRN 00001. Rockville, Md: Administração de Alimentos e Medicamentos dos EUA; 1999. Disponível em: http://www.wbcitation. org/5SfNOmXWG. [Último acesso em 12 de dezembro de 2015].

67. Andersson A, Sköld-Larsson K, Hallgren A, Petersson LG, Twetman S. Efeito de um creme dentário contendo complexos de fosfato de creme amorfo na regressão de lesões de manchas brancas avaliadas por fluorescência laser. Oral Health Prev Dent 2007;5:229-33.

68. Poitevin A, Peumans M, De Munck J, Braem M, Van Meerbeek B. Clinical Effectiveness of a CPP-ACP Crème for Tooth Hypersensitivity Treatment. Istambul: EADR; 2004.

69. Azarpazhooh A, Limeback H. Eficácia clínica dos derivados da caseína: Uma revisão sistemática da literatura. J Am Dent Assoc 2008;139:915-24.

70. Somani R, Jaidka S, Singh DJ, Arora V. Potencial de remineralização de vários agentes na erosão dentária. J Oral Biol Craniofac Res 2014;4:104-8.

71. Rahiotis C, Vougiouklakis G, Eliades G. Caracterização de películas orais formadas na presença de um agente CPP-ACP: um estudo in situ. J Dent 2008;36:272-80.

72. Bachmann L, Craievich AF, Zezell DM. Estrutura cristalina do esmalte dentário após irradiação com laser Ho: YLF. Arch Oral Biol 2004;49:923-9.

73. Subramaniam P, Pandey A. Effect of erbium, chromium: yttrium, scandium, gallium, garnet laser and casein phosphopeptide-amorphous calcium phosphate on surface micro-hardness of primary tooth enamel. Eur J Dent 2014;8:402-6.

74. Niazy AM, Ehab AH. Efeito sinérgico de inibição de cáries de um agente remanerializante e do laser de CO2 no esmalte humano e na dentina radicular. Cairo Dent J 2009;25:415-24.

75. Heshmat H, Ganjkar MH, Miri Y, Fard MJ. O efeito de dois agentes remineralizantes e saliva natural na dureza do esmalte branqueado. Dent Res J (Isfahan) 2016;13:52-7.

76. Singh RD, Ram SM, Shetty O, Chand P, Yadav R. Eficácia do fosfopeptídeo de caseína - fosfato de cálcio amorfo para prevenir a absorção de manchas em esmalte acabado de branquear: Um estudo in vitro. J Conserv Dent 2010;13:76-9.

77. Burwell AK, Litkowski LJ, Greenspan DC. Fosfosilicato de cálcio e sódio (NovaMin®): Potencial de Remineralização. Avanços na Investigação Dentária. 2009;21(1):35-39.

78. Wefel JS. NovaMin: Sucesso clínico provável. Adv Dent Res 2009;21:40-3.

79. Andersson OH, Kangasniemi I. Formação de fosfato de cálcio na superfície do vidro bioativo in vitro. J Biomed Mater Res. 1991 Aug;25(8):1019-30.

80. EC Reynolds, Sistemas de remineralização à base de fosfato de cálcio: evidência científica? Australian Dental Journal 2008; 53:268-273.

81. Madan N, Madan N, Sharma V, et al. Remineralização dentária utilizando vidro bioativo - Uma nova abordagem. J Acad Adv Dent Res. 2011;2:45-50.

82. Vollenweider M, Brunner TJ, Knecht S, et al. Remineralização da dentina humana utilizando partículas de vidro bioativo ultrafinas. Ata Biomater. 2007;3:936-943.

83. Mehta AB, Kumari V, Jose R, et al. Potencial de remineralização do vidro bioativo e do fosfopeptídeo de caseína-fosfato de cálcio amorfo na lesão cariosa inicial: Um estudo in-vitro de ciclo de pH. J Conserv Dent. 2014;17:3- 7.

84. Narayana SS, Deepa VK, Ahamed S, et al. Eficiência de remineralização do vidro bioativo em lesões de cárie induzidas artificialmente - um estudo in-vitro. J Indian Soc Pedod Prev Dent. 2014;32:19-25.

85. Gillam DG, Seo HS, Bulman JS, et al. Percepções da hipersensibilidade da dentina numa população de clínica geral. J Oral Rehabil. 1999;26:710-714.

86. Tai BJ, Bian Z, Jiang H, et al. Efeito anti-gengivite de um dentífrico contendo vidro bioativo (NovaMin) particu late. J Clin Periodontol. 2006;33:86-91.

87. Pradeep AR, Sharma A. Comparação da eficácia clínica de um dentífrico que contém fosfosilicato de cálcio e sódio com um dentífrico que contém nitrato de potássio e com um placebo na hipersensibilidade dentinária: um ensaio clínico aleatório. J Periodontol. 2010;81:1167-1173.

88. Earl JS, Leary RK, Muller KH, et al. Caracterização física e química da superfície da dentina, após tratamento com a tecnologia NovaMin. J Clin Dent. 2011;22:2-67.

89. Mitchell JC, Musanje L, Ferracane JL. Dessensibilizador biomimético da dentina baseado em vidro bioativo nano-estruturado. Dent Mater. 2011;27:386-393

90. Banerjee A, Hajatdoost-Sani M, Farrell S, et al. A clinical evaluation and comparison of bioactive glass and sodium bicarbonate air-polishing powders. J Dent. 2010;38:475- 479.

91. Daculsi G, LeGeros RZ, Heughebaert M, Barbieux I. Formação de cristais de carbonato-apatite após implantação de cerâmica de fosfato de cálcio. Calcif Tissue Int. 1990 Jan;46(1):20-7.

92. Karlinsey RL, Mackey AC, Walker ER, et al. Avaliação espectroscópica da sementeira de β-TCP nativo, fresado e funcionalizado em lesões de esmalte dentário. J Mater Sci. 2009;;44((18):):5013-- 5016.

93. Shen P, Manton DJ, Cochrane NJ, Walker GD, Yuan Y, Reynolds C, et al. Efeito do fosfato de cálcio adicionado na remineralização do esmalte por flúor num ensaio in situ controlado e aleatório. J Dent 39:518-25, 2011.

94. BROWN, & DODDS. (2008). Estratégias de Prevenção da Cárie Dentária. 2ª ed., Vol.1, pp.196-212. https://doi.org/10.1016/B978-0-323-03695-5.50019-7.

95. Política da Academia Americana de Odontopediatria sobre a utilização de xilitol na prevenção de cáries. Pediatr Dent. 2010;**32**(Edição especial):36-38.

96. Trahan L, Néron S, Bareil M. Hidrólise intracelular de xilitol-fosfato e efluxo de xilitol em Streptococcus sobrinus. Oral Microbiol Immunol. 1991;**6**(1):41-50.

97. Tanzer JM, Thompson A, Wen ZT, Burne RA. Streptococcus mutans: transporte de frutose, resistência ao xilitol e virulência. J Dent Res. 2006;**85**(4):369-373.

98. Roberts MC, Riedy CA, Coldwell SE, Nagahama S, Judge K, Lam M, Kaakko T, Castillo JL, Milgrom P. How xylitol-containing products affect cariogenic bacteria. J Am Dent Assoc. 2002 Apr;133(4):435-41; quiz 492-3.

99. Maguire A, Rugg-Gunn AJ. Xylitol e prevenção de cáries - é uma bala mágica? Br Dent J. 2003 Apr 26;194(8):429-36.

100. Marttinen AM, Ruas-Madiedo P, Hidalgo-Cantabrana C, Saari MA, Ihalin RA, Söderling EM. Effects of xylitol on xylitol-sensitive versus xylitol-resistant Streptococcus mutans strains in a three-species in vitro biofilm. Curr Microbiol. 2012 Sep;65(3):237-43.

101. Kontiokari T, Uhari M, Koskela M. Effect of xylitol on growth of nasopharyngeal bacteria in vitro. Antimicrob Agents Chemother. 1995 Aug;39(8):1820-3.

102. Mäkinen KK, Söderling E. Solubility of calcium salts, enamel, and hydroxyapatite in

aqueous solutions of simple carbohydrates. Calcif Tissue Int. 1984 Jan;36(1):64-71.

103.Arends J, Christoffersen J, Schuthof J, Smits MT. Influência do xilitol na desmineralização do esmalte. Caries Res. 1984;18(4):296-301.

104.Miake Y, Saeki Y, Takahashi M, Yanagisawa T. Efeitos de remineralização do xilitol no esmalte desmineralizado. Journal of Electron Microscopy (Tóquio) 2003; 52:471-6.

105.Milgrom P, Ly KA, Rothen M. Xilitol e seus veículos para as necessidades de saúde pública. Adv Dent Res. 2009;21(1):44-7.

106.Deshpande A, Jadad AR. O impacto das gomas de mascar contendo poliol na cárie dentária: uma revisão sistemática de ensaios clínicos randomizados e estudos observacionais originais. J Am Dent Assoc. 2008 Dec;139(12):1602-14.

107. Isokangas P, Mäkinen KK, Tiekso J, Alanen P. Long-term effect of xylitol chewing gum in the prevention of dental caries: a follow-up 5 years after termination of a prevention program. Caries Res. 1993;**27**(6):495-498.

108. Scheie AA, Fejerskov OB. Xilitol na prevenção de cáries: quais são as evidências de eficácia clínica? Oral Dis. 1998;**4**:268-278.

109. Kandelman D, Gagnon G. Clinical results after 12 months from a study of the incidence and progression of dental caries in relation to consumption of chewing-gum containing xylitol in school preventive programs. J Dent Res. 1987 Aug;66(8):1407-11.

110. Hujoel PP, Mäkinen KK, Bennett CA, Isotupa KP, Isokangas PJ, Allen P, Mäkinen PL. The optimum time to initiate habitual xylitol gum-chewing for obtaining long-term caries prevention. J Dent Res. 1999 Mar;78(3):797-803.

111. Milgrom P, Ly KA, Roberts MC, Rothen M, Mueller G, Yamaguchi DK. Mutans streptococci dose response to xylitol chewing gum. J Dent Res. 2006 Feb;85(2):177-81.

112. Milgrom P, Ly KA, Tut O, et al. Xarope oral tópico pediátrico de xilitol para prevenir cáries dentárias. Arch Pediatr Adolesc Med. 2009;**163**(7):601-607.

113. Decker EM, Maier G, Axmann D, Brecx M, vonOhle C. Effect of xylitol/chlorhexidine versus xylitol or chlorhexidine as single rinses on initial biofilm formation of cariogenic streptococci. Quintessence Int. 2008;**39**(1):17-22.

114. Surdacka A, Stopa J. The effect of xylitol toothpaste on the oral cavity environment (O efeito da pasta de dentes com xilitol no ambiente da cavidade oral). J Prev Med. 2005;**13**(1-2):98-107.

115. Makinen KK, Soderling E, Hurttia H, Lehtonen OP, Luukala E. Comparações bioquímicas, microbiológicas e clínicas entre dois dentífricos que contêm diferentes misturas

de álcoois de açúcar. J Am Dent Assoc. 1985;**111**(5):745.

116. Petersson LG, Birkhed D, Gleerup A, Johansson M, Jonsson G. Caries-preventive effect of dentifrices containing various types and concentrations of fluorides and sugar alcohols. Caries Res. 1991;**25**(1):74.

117. Kamath U, Sheth H, Mullur D, Soubhagya M. O efeito do Remin Pro(R) na dureza do esmalte branqueado: Um estudo in-vitro. Indian J Dent Res. 2013;24:690-3.

118. Heravi F, Ahrari F, Tanbakuchi B. Eficácia de MI Paste Plus e Remin Pro na remineralização e melhoria da cor de lesões pós-ortodônticas de manchas brancas. Dent Res J (Isfahan). 2018 Mar-Abr;15(2):95-103.

119. Aboulnaga M, Akah M, Hassanein O. Avaliação do Potencial de Remineralização de Remin Pro Forte vs Remin Pro em Lesões de Manchas Brancas: Um Ensaio Clínico Randomizado. J Contemp Dent Pract 2022;23(5):520-526.

120. Aggeli A, Bell M, Carrick LM, Fishwick CW, Harding R, Mawer PJ, Radford SE, Strong AE, Boden N. O pH como fator de desencadeamento da auto-montagem de folhas beta de péptidos e da comutação reversível entre as fases nemática e isotrópica. J Am Chem Soc. 2003 Aug 13;125(32):9619-28.

121. Zhang S. Discovery and design of self-assembling peptides. Interface Focus. 2017 Dez 6;7(6):20170028.

122. Aggeli A, Bell M, Boden N, Carrick LM, Strong AE. Complexos de folha beta de polielectrólitos peptídicos auto-montados formam hidrogéis nemáticos. Angew Chem Int Ed Engl. 2003 Nov 24;42(45):5603-6.

123. Kirkham J., Firth A., Vernals D., Boden N., Robinson C., Shore R., Brookes S., Aggeli A. Self-assembling Peptide Scaffolds Promote Enamel Remineralization. J. Dent. Res. 2007;86:426- 430.

124. Brunton PA, Davies RP, Burke JL, Smith A, Aggeli A, Brookes SJ, Kirkham J. Tratamento de lesões precoces de cárie utilizando péptidos biomiméticos de auto-montagem - um ensaio clínico de segurança. Br Dent J. 2013 Aug;215(4):E6.

125. Fan T., Yu X., Shen B., Sun L. Nanoestruturas auto-montadas de péptidos para aplicações de administração de medicamentos. J. Nanomater. 2017;2017:4562474.

126. Kamal D, Hassanein H, Elkassas D, Hamza H. Efeito remineralizante complementar do péptido de auto-montagem (P11-4) com CPP-ACPF ou fluoreto: Um estudo in vitro. J Clin Exp Dent. 2020 Feb 1;12(2):e161-e168.

127. Schmidlin P, Zobrist K, Attin T, et al. Reendurecimento in vitro de lesões artificiais de

cárie do esmalte utilizando proteínas da matriz do esmalte ou péptidos de auto-montagem. J Appl Oral Sci. 2016;24(1):31-36

128.Jablonski-Momeni A., Heinzel-Gutenbrunner M. Eficácia do péptido de auto-montagem P11-4 na construção de uma estrutura de remineralização em lesões de esmalte induzidas artificialmente em superfícies lisas. J. Orofac. Orthop./Fortschr. Kieferorthopädie. 2014;75:175-190.

129.Deyhle H, Dziadowiec I, Kind L, Thalmann P, Schulz G, Müller B. Mineralização de lesões cariosas em fase inicial in vitro - uma abordagem quantitativa. Dent J (Basel). 2015 Oct 10;3(4):111- 122.

130.Golland L., Schmidlin P.R., Schätzle M. The Potential of Self-assembling Peptides for Enhancement of In Vitro Remineralisation of White Spot Lesions as Measured by Quantitative Laser Fluorescence. Saúde Oral Prev. Dent. 2017;2:147-152.

131.Schlee M., Rathe F., Bommer C., Broseler F., Kind L. Matriz peptídica auto-montante para o tratamento da hipersensibilidade da dentina: Um ensaio clínico controlado e aleatório. J.
Periodontol. 2018;89:653-660. doi: 10.1002/JPER.17-0429

132.Schlee M., Schad T., Koch J.H., Cattin P.C., Rathe F. Desempenho clínico do péptido auto-montante P 11 -4 no tratamento de lesões cariosas proximais iniciais: Uma série de casos baseada na prática. J. Investig. Clin. Dent. 2018;9:e12286.

133.de Sousa J., Carvalho R., Barbosa-Martins L.F., Torquato R., Mugnol K., Nascimento F., Tersariol I., Puppin-Rontani R. O péptido auto-montante P11-4 impede a proteólise do colagénio na dentina. J. Dent. Res. 2019;98:347-354.

134.Üstün N., Aktören O. Análise da eficácia do agente de remineralização à base de péptidos auto-montantes em lesões artificiais de esmalte. Microsc. Res. Tech. 2019;82:1065-1072. doi: 10.1002/jemt.23254.

135.Stoleriu S., Iovan G., Pancu G., Nica I., Georgescu A., Tofan N., Andrian S., Buhatel D. Estudo sobre a capacidade dos péptidos de auto-montagem para remineralizar as lesões de cárie agudas e crónicas incipientes. Rev. Chim. 2019;70:3073-3076. doi: 10.37358/RC.19.8.7490.

136.Jablonski-Momeni A., Korbmacher-Steiner H., Heinzel-Gutenbrunner M., Jablonski B., Jaquet W., Bottenberg P. Ensaio clínico in situ aleatório que investiga a matriz peptídica auto-montante P11-4 na prevenção de lesões de cárie artificial. Sci. Rep. 2019;9:269.

137.Doberdoli D., Bommer C., Begzati A., Haliti F., Heinzel-Gutenbrunner M., Juric H. Ensaio clínico randomizado que investiga o peptídeo auto-montante P11-4 para o tratamento de cáries oclusais precoces. Sci. Rep. 2020;10:4195.

138.Hill R.G., Chen H., Lysek D.A., Gillam D. An In Vitro Comparison of A Novel Self-Assembling Peptide Matrix Gel and Selected Desensitizing Toothpastes in Reducing Fluid Flow by Dentine Tubular Occlusion (Comparação in vitro de um novo gel de matriz peptídica auto-montável e de pastas dentífricas dessensibilizantes seleccionadas na redução do fluxo de fluidos por oclusão tubular da dentina). J. Dent. Maxillofac. Res. 2020;3:1-11.

139.Jablonski-Momeni A., Nothelfer R., Morawietz M., Kiesow A., Korbmacher-Steiner H. Impacto dos péptidos de auto-montagem na remineralização de lesões artificiais de esmalte precoce adjacentes a brackets ortodônticos. Sci. Rep. 2020;10:1320.

140.Sedlakova Kondelova P., Mannaa A., Bommer C., Abdelaziz M., Daeniker L., Di Bella E.,Krejci I. Eficácia do P11-4 para o tratamento de cáries bucais iniciais: Um ensaio clínico randomizado. Sci. Rep. 2020;10:20211. doi: 10.1038/s41598-020-77057-3.

141.Tripathi P., Kochhar A.S., Mengi R., Gajare S.M., Nanda S.S., Wani S.A. Avaliação da capacidade de remineralização de P11-4, CPP-ACP, Diamino Fluoreto de Prata e NovaMin: Um Estudo In Vitro. J. Contemp. Dent. Pr. 2021;22:357-360. doi: 10.5005/jp-journals-10024-3024.

142.Silva MF, Burgess RC, Sandham HJ, Jenkins GN. Efeitos dos componentes solúveis em água do queijo na cárie experimental em humanos. J Dent Res 1987; **66**: 38-41.

143.McDougall WA. Efeito do leite na desmineralização e remineralização do esmalte in vitro. Caries Res. 1977; 11:166-72.

144.Adolfsson O, Meydani SN, Russell RM. Yogurt and gut function (Iogurte e função intestinal). Am J Clin Nutr 2004; **80**: 245-256.

145.Rasić JL, Kurmann JA. Bifidobactérias e seu papel. Aspectos microbiológicos, nutricionais-fisiológicos, médicos e tecnológicos e bibliografia. Experientia Suppl 1983; **39**: 1-295.

146.Varghese L, Varughese JM, Varghese NO. Efeito inibitório do extrato de iogurte na desmineralização do esmalte dentário - um estudo in vitro. Oral Health Prev Dent. 2013; 11(4):369-74.

147.Murugesh J, Annigeri RG, Raheel SA, Azzeghaiby S, Alshehri M, Kujan O. Effect of yogurt and pH equivalent lemon juice on salivary flow rate in healthy volunteers - An experimental crossover study. Interv Med Appl Sci. 2015; 7(4):147-51.

148.Babaee N, Gholizadehpasha A, Zahedpasha S, Moghadamnia Y, Zamaninejad S, Moghadamnia AA: Effect of yoghurt and pH equivalent lemon juice on salivary flow rate in healthy volunteers - an experimental crossover study. IJDR 22, 547-51 (2011)

149.Ravishankar TL, Yadav V, Tangade PS, Tirth A, Chaitra TR. Efeito do consumo de diferentes produtos lácteos nos níveis de cálcio, fósforo e pH da placa dentária humana: um estudo comparativo. Eur Arch Paediatr Dent. 2012 Jun;13(3):144-8.

150.Moeiny P. Avaliação do efeito do consumo de fruta (maçã) e iogurte natural no pH da placa bacteriana J. J Dent Mater Tech. 2017

151.Shen P, Fernando JR, Walker GD, Yuan Y, Reynolds C, Reynolds EC. A adição de CPP-ACP ao iogurte inibe a desmineralização subsuperficial do esmalte. J Dent [Internet]. 2020;103(103506):103506.

152.Kargul, Betul & Özcan, Mutlu & Peker, Sertac & Nakamoto, Tetsuo & Simmons, William & Falster, Alexander. (2012). Avaliação de superfícies de esmalte humano tratadas com teobromina: um estudo piloto. Saúde oral e odontologia preventiva. 10. 275-82. 10.3290/j.ohpd.a28524.

153.Gustaffson BE, Quensel CE, Lanke LS, Lundqvist C, Grahnen H, Bonow BE, Krasse B. The Vipeholm dental caries study. O efeito de diferentes níveis de ingestão de hidratos de carbono na atividade da cárie em 436 indivíduos observados durante cinco anos. Ata Odontologia Scandinavia 1954;11:232- 264

154.Resman BH, Blumenthal P, Jusko WJ. Distribuição da teobromina do chocolate no leite materno. J Pediatrics 1977;91: 477-480.

155.Amaechi BT, Porteous N, Ramalingam K, Mensinkai PK, Ccahuana Vasquez RA, Sadeghpour A, Nakamoto T. Remineralização de lesões artificiais de esmalte pela teobromina. Caries Res. 2013;47(5):399-405.

156.Parashar K, Zaidka S, Somani R, Jayanti S. Efeitos anti-cariogénicos dos produtos vegetais polifenólicos - Uma revisão. Int J Res Ayurveda Pharm 2011;2:736-42.

157.Yamakoshi J, Saito M, Kataoka S, Kikuchi M. Avaliação da segurança do extrato de sementes de uva rico em proantocianidinas. Food and Chemical Toxicology. 2002 May;40(5):599-607.

158.Kosasi S, Hart LA, van Dijk H, Labadie RP. Inhibitory activity of Jatropha multifida latex on classical complement pathway activity in human serum mediated by a calcium-binding proanthocyanidin. Journal of Ethnopharmacology. 1989 Nov;27(1-2):81-9.

159.Han B, Jaurequi J, Tang BW, Nimni ME. Proanthocyanidin: a natural crosslinking reagent for stabilizing collagen matrices. Journal of Biomedical Materials Research A. 2003 Apr 1;65(1):118-24.

160.Bedran-Russo AK, Pereira PN, Duarte WR, Drummond JL, Yamauchi M. A aplicação de reticuladores ao colagénio da dentina aumenta a resistência à tração final. Journal of Biomedical Materials Research B Applied Biomaterial. 2007 Jan;80(1):268-72.

161.Miguez PA, Pereira PN, Atsawasuwan P, Yamauchi M. Collagen cross-linking and ultimate tensile strength in dentin. Journal of Dental Research. 2004 Oct;83(10):807-10.

162.Kleter GA, Damen JJ, Buijs MJ, Ten Cate JM. A reação de Maillard na dentina desmineralizada in vitro. European Journal of Oral Science. 1997 Jun;105(3):278-84.

163.Xie Q, Bedran-Russo AK, Wu CD. Efeitos de remineralização in vitro do extrato de semente de uva em cáries radiculares artificiais. J Dent. 2008 Nov;36(11):900-6.

164.P.Jaiarj, P. Khoohaswan, Y. Wongkrajang, P. Peungvicha, P. Suriyawong, M.L. Saraya, et al. Anticough and antimicrobial activities of Psidium guajava Linn leaf extract. J Ethnopharmacol, 67 (1999), pp. 203-212

165.F.L. Brighenti, S.B.I. Luppens, A.C.B. Delbem, D.M. Deng, M.A. Hoogenkamp, E. Gaett- Jardim Jr., et al. Effect of Psidium cattleianum leaf extract on Streptococcus mutans viability, protein expression and acid production.Caries Res, 42 (2008), pp. 148-154

166.Crivelaro de Menezes TE, Botazzo Delbem AC, Lourenção Brighenti F, Cláudia Okamoto A, GaettiJardim E Jr. Eficácia protetora dos extratos aquosos de Psidium cattleianum e Myracrodruon urundeuva contra o desenvolvimento de cárie em ratos. Pharm Biol. 2010; 48(3):300- 5.

167.Islam SM, Hiraishi N, Nassar M, Sono R, Otsuki M, Takatsura T, Yiu C, Tagami J. Efeito in vitro da hesperidina no colagénio da dentina radicular e na des/re-mineralização. Dent Mater J. 2012;31(3):362-7.

168.Islam SM, Hiraishi N, Nassar M, Sono R, Otsuki M, Takatsura T, Yiu C, Tagami J. Efeito in vitro da hesperidina no colagénio da dentina radicular e na des/re-mineralização. Dent Mater J. 2012;31(3):362-7.

169.Hiraishi N, Sono R, Islam MS, Otsuki M, Tagami J, Takatsuka T. Efeito da hesperidina in vitro no colagénio e na desmineralização da dentina radicular. J Dent 2011; 39: 391-396.

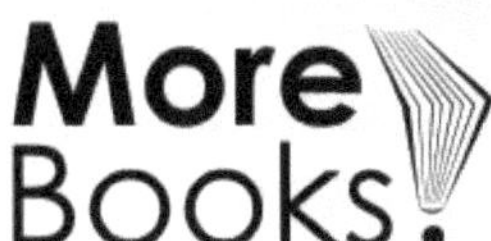
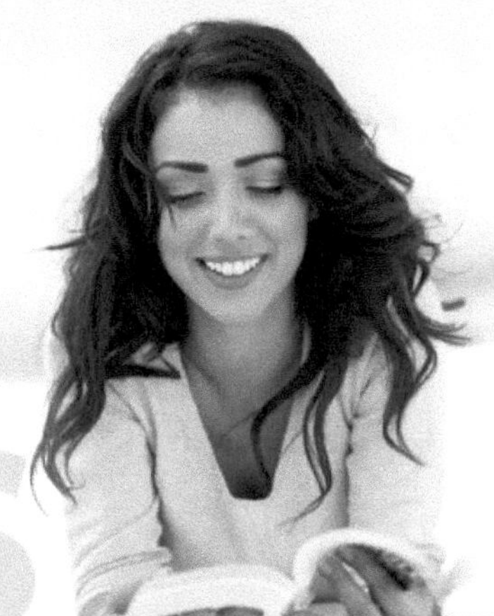

I want morebooks!

Buy your books fast and straightforward online - at one of world's fastest growing online book stores! Environmentally sound due to Print-on-Demand technologies.

Buy your books online at
www.morebooks.shop

Compre os seus livros mais rápido e diretamente na internet, em uma das livrarias on-line com o maior crescimento no mundo! Produção que protege o meio ambiente através das tecnologias de impressão sob demanda.

Compre os seus livros on-line em
www.morebooks.shop

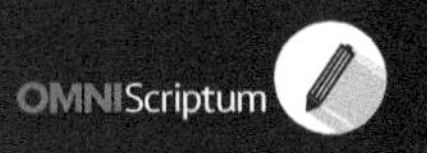

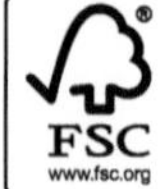